Fidèle à sa volonté de maintenir vivant l'ensemble du catalogue et de continuer à rendre accessible à tous la richesse de son contenu, Les marques du groupe L'Harmattan proposent les ouvrages, même s'ils sont épuisés dans leur premier tirage, et les impriment à la demande.
Au vu de l'ancienneté de ce titre, un exemplaire original a été numérisé pour être réimprimé, ce qui pourrait altérer légèrement la qualité de certains passages.

JE & AUTRES

Les masques de nos personnes

ISBN : 2-7475-4574-1

François PÉRÉA

JE & AUTRES

Les masques de nos personnes

L'Harmattan
5-7, rue de l'École-Polytechnique
75005 Paris
FRANCE

L'Harmattan Hongrie
Hargita u. 3
1026 Budapest
HONGRIE

L'Harmattan Italia
Via Bava, 37
10214 Torino
ITALIE

Collection Psycho-Logiques
dirigée par Philippe Brenot et Alain Brun

Sans exclusives ni frontières, les logiques président au fonctionnement psychique comme à la vie relationnelle. Toutes les pratiques, toutes les écoles ont leur place dans Psycho-Logiques.

Dernières parutions

Constantin XYPAS, *Les stades du développement affectif selon Piaget*, 2001.
Elisabeth MERCIER, *Le rêve éveillé dirigé revisité. Une thérapie de l'imaginaction*, 2001.
Gérard PIRLOT, *Violences et souffrances à l'adolescence*, 2001.
Yves RANTY, *Le corps en psychothérapie de relaxation*, 2001.
Kristel DESMEDT, *les sectes, image d'une société sans réponses*, 2001.
Alfred MBUYI MIZEKA, *L'intelligence cognitive du jeune enfant d'Afrique Noire*, 2001.
Charles BAILLARD, *La Relaxation psychothérapique*, 2001.
Jean-Claude REINHARDT et Jean BOUISSON (dir.), *Le désir de vieillir*, 2001.
Serge MINET, *La joueuse*, 2001.
Riadh BEN REJED, *Intelligence, test et culture : le contexte tunisien*, 2001.
Gilles SEBAN, *Création artistique et figuration délirante*,2002.
Alfred ADLER, *Un idéal pour la vie*, traduction de Régis VIGUIER, 2002.
Anne CASTEL, *Destruction Inachevée... Récit de vie*, 2002.
Cân Liêm LUONG, *Psychologie politique de la citoyenneté, du patriotisme, de la mondialisation. Sept études cliniques*, 2002.
Gérard TIRY, *Approches du réel*, 2002.
P.A RAOULT (éd.), *Passage à l'acte : entre perversion et psychopatie*, 2002.
Nathalie TAUZIA, *Rire contre la démence : essai d'une théorie par le rire dans un groupe de déments séniles de type Alzheimer*, 2002
Magdolna MERAI, *Grands-parents, charmeurs d'enfants : étude des mécanismes transgénérationnels de la maltraitance*, 2002.
Catherine ZITTOUN, *Temps du sida, une approche phénoménologique*, 2002 .
Michel LANDRY, *L'état dangereux*, 2002.
Denis TOUTENU et Daniel SETTELEN, *L'affaire Romand : le narcissisme criminel*, 2003.

Du même auteur, aux éditions l'Harmattan :

Paroles d'alcooliques
Discours – interaction – subjectivité

Collection "Langue et parole"

Préface

"Je", lira-t-on ici, est un signifiant "interrupteur".

Il nous vient alors à la pensée que toute habitation s'organise autour de nous comme la réplique de nos êtres. Non seulement de nos êtres corporels mais aussi de nos êtres psychiques. Les habitats, modernes ou traditionnels, ont l'obligation et la faculté de réunir ce que la pensée sépare. Point n'est besoin de grandes réflexions pour percevoir que dans nos maisons s'inscrivent les fonctions cardinales du corps, nutrition, relation et reproduction. Chacun reconnaîtra un espace distinct dévolu à chacune d'elles : cuisine-salle à manger, salon, chambre. Murs et cloisons séparent ces espaces, mais ils sont encore plus cloisonnés, isolés les uns des autres, par les dispositions de l'esprit. Les mœurs, les habitudes, les vêtements, la façon d'être qui valent pour l'une ne valent pas pour l'autre. Ce n'est pas le lieu d'affiner les courants psychologiques qui nous y affectent, le phénomène est trop manifeste mais ici, plus qu'ailleurs, fonctionne le *pronom interrupteur* dont nous parlions.

Une grande maison abrite ma vie familiale et ma vie professionnelle. Les différentes pièces, du bureau à la salle d'attente, de la chambre à coucher aux petits coins et à l'atelier portent chacune la marque d'un versant de mon être que je ne destine pas à l'autre. Nous répugnons si fort à les mélanger, la contrainte séparatrice est si grande, que selon l'hôte que je reçois, le signifiant interrupteur illuminant l'une ou l'autre pièce va configurer en moi telle ou telle expression de ma personne. Ainsi en sera-t-il selon mes besoins ou l'accueil que je réserve au visiteur - ou à la visiteuse : irons-nous vers le bureau, la salle à manger, la bibliothèque, la cuisine ou la salle de bain et la chambre à coucher... ou, précautionneusement, de l'un à l'autre. Qui ne perçoit que nous ne saurions être tout à fait le même dans l'un ou l'autre lieu ? Et nul doute cependant qu'en chaque pièce mon "je interrupteur" éclairera une face toujours identifiée à moi-même.

Certes ces "je" se connaissent et se reconnaissent, communiquent, mais, sauf catastrophe, accident, violence, ils prennent garde d'empiéter sur leurs espaces respectifs. Si cela advient pour des motifs moins graves, sérieux ou galants, ce signifiant dispose de mille et un moyens de jouer l'innocence. L'interrupteur devient l'escamoteur en s'esquivant derrière des "tu", des "il", des "on", habilement à l'abri derrière ces masques que l'on appelle pronominaux.

Le bonheur d'être chez soi va avec le sentiment que toutes ces pièces font corps avec ma totalité, une totalité que j'aspire à partager quand tous les contraires sont abolis ou différentiés, et le temps qu'ils le demeurent. Mais cela serait oublier bien des oppositions et même des obstacles : je ne peux accueillir n'importe qui n'importe où, qu'on le veuille ou non ; sans quoi "on n'est plus chez soi". Le "soi" habite cet ensemble de pièces diverses et, au risque de ressentir quelque amputation, il ne se reconnaît libre que dans leur totalité soigneusement délimitée, mais, qui l'ignorerait, toujours extensible. Le "soi" est vraiment bien quand aucun individu, aucun être, aucun événement ne viennent contrevenir à la liberté de jouir de l'une ou l'autre pièce. Oui, tous les "je" peuvent à la fois s'y dissoudre et s'y régénérer. Ce qui demande que toute opposition, toute menace, s'annule. Le soi ne rend des comptes qu'à moi mais rencontre toujours un prétexte pour s'attarder dans une pièce, éviter l'autre. L'individu gênant peut être moi, bien évidemment... de quoi ai-je envie ? Ça ne va pas toujours de soi.

Qu'on le sache, cette maison familiale, grande et ancienne est à "moi". Mais j'oubliais : le courant électrique ne circule pas partout et mon "je" interrupteur se refuse à éclairer tout ce "moi". Il y a une cave mystérieuse avec des prolongements non explorés et trompeurs. Un grenier difficile à comprendre. Nombreuses sont les traces de remaniements confus apportés par les générations qui nous ont précédées. Combien sont-elles ? Il y a là, pour le moi, dans ce sombre labyrinthe, d'inépuisables problèmes de maintenance et des motifs d'inquiétude en vérité tout à fait vains. Car voilà quelques siècles que les choses sont en l'état, de moi en moi, si l'on peut dire. L'escalier est large pour circuler d'un étage à l'autre mais pour la cave il devient malaisé, très étroit et sans lumière.
Tout ça c'est quand même moi mais, curieusement, qu'il le veuille ou non ce moi, lui, n'est jamais seul. Tout le monde est d'accord, la

nuit il y rencontre quelques présences inquiétantes et avance dans une obscurité palpable et vivante.

Aussi quittons-nous volontiers ces noirs soubassements aux limites incertaines pour gagner la clarté où l'on revient à soi-même vers un décor affiné, lumineux, pétri de nos talents de *designer*. Mais là, se croyant seul dans sa tête, assuré soi-même d'avoir crée l'impérissable, il faut bien admettre que d'autres tirent les ficelles.

Ces ficelles viennent peut-être de loin. C'est ce que François Péréa ne manque pas de nous laisser entrevoir qui s'efforce, pour le lecteur, de démêler leur étonnant écheveau.

Jean Morenon

Introduction

Il suffit que quelqu'un parle pour qu'il nous renseigne sur lui-même. Qu'il se raconte, se dise, ou qu'il parle d'autre chose, le style, les intonations, le type d'énoncé, l'autorité et le statut nécessaires pour la tenue de tel ou tel discours… nous renseignent sur ce qu'est le locuteur.
Il suffit que quelqu'un parle pour qu'une image de lui apparaisse dans le discours, une image donnée à percevoir, à entendre, et qui sera perçue ou entendue pareillement ou différemment par celui qui l'écoute. Cette image de soi est partout : elle sourd à tout endroit du discours, mais un certain nombre d'éléments, de signes, sont plus particulièrement chargés de la supporter.
C'est le cas du pronom personnel "je", qui représente celui qui parle dans son discours. Bien sûr, ce pronom n'est pas le seul à le désigner : les titres, noms, fonctions… ont aussi cet usage ; mais nous privilégions le "je" parce qu'il n'est *a priori* en rien restrictif alors que le nom renvoie à un réseau de filiation, une généalogie, un titre à un statut social, professionnel, une fonction à un rôle… Rien ne peut, potentiellement, échapper au champ du "je" et lorsque je parle, « je », c'est moi[1].

Le pronom à la première personne du singulier désigne traditionnellement celui qui parle. Les deuxième et troisième personnes excluent l'instance locutrice et les formes plurielles entament le ballet des conjugaisons possibles. Nous verrons, dans une première partie, comment celui qui parle peut utiliser n'importe quel pronom, tous les pronoms, pour référer à lui-même, que ce choix soit conscient ou non. Nous appellerons alors les énallages de pronoms et les formes plurielles les *masques de la personne*. A travers l'exemple de l'alcoolique et de Damien (qui raconte un épisode inédit de sa sexualité) nous verrons que ces masques ne sont pas utilisés de manière anodine, qu'ils circonscrivent dans une réalité de discours le champ de la personne dans un travail intersubjectif

---

[1] On ne peut le prendre pour un autre, en conscience, qu'à être menteur ou fou ou poète, quand bien même ce sont ces derniers qui ont raison.

et identitaire. Autrement dit : comment ils défendent l'intégrité de ce *je* qui parle.

Mais lorsque l'on parle, à l'ordinaire, on ne se distingue pas du "je", pronom qui est censé nous représenter plus ou moins fidèlement sauf cas du mensonge ou de la pudeur par exemple. Dans la seconde partie, nous nous intéresserons à cette forme que chacun d'entre nous prend, dans une circonstance donnée, pour soi-même. Cette approche nous conduira à nous interroger sur l'individuation et la perception de soi dans une première perspective qui est celle de l'ontogenèse. On remarquera ainsi que l'identification à soi-même oblige à la perte, à l'hétérogénéité, à l'abandon à l'inconscient d'une partie du sujet. Dès lors, on s'intéressera au reste que nous prenons pour nous-même et observera, du *sujet* au *je* en passant par la *personne* et le *soi*, la succession d'écrans, de masques, mis en scène dans un effet d'Un, d'identité et d'homogénéité, un effet travaillé par la relation intersubjective et par la culture. *Je* est ainsi ce que l'on pourrait appeler un signifiant-interrupteur : il permet d'éclairer une partie de soi, de la mettre en lumière pour la présenter à autrui selon les circonstances, le moment. En même temps, il laisse par ailleurs des zones d'ombre qui pourront être éclairées dans d'autres circonstances ou qui sont vouées à une obscurité éternelle. Entre l'ombre et la lumière, des dégradés comme autant de lumières tamisées : les "masques de la personne".
Il s'agira alors de voir comment non seulement le pronom représente celui qui parle dans l'énoncé, mais aussi comment ce dernier s'identifie au signe.

Il restera alors à faire le lien et à pointer l'importance des traces de nous-même dans le discours, du choix des termes pour se désigner qui déterminent ce qui suit cette désignation, les discours soutenables, pour soi-même, pour autrui, pour la société.

Première partie

Pronoms & personnes

1. Approche générale des personnes et des formes pronominales

• Du côté de Benveniste

Abordant la personne, au sens linguistique du terme, nous pensons que l'on ne peut que débuter par les travaux d'Emile Benveniste.
Cet auteur réagit contre le statut uniforme accordé aux trois personnes (première, deuxième, troisième) et distingue la dernière d'entre elles qui sera, dans sa terminologie, qualifiée de *non-personne*.
En effet, *je* et *tu* sont des embrayeurs[2] : ils n'ont de sens et de référent qu'en situation, ne peuvent être identifiés qu'en contexte d'énonciation (c'est-à-dire au moment et au lieu où ils sont prononcés). Il en va de même pour les termes faisant référence à la situation temporelle ("demain", "tout à l'heure"... ne prennent sens qu'en rapport au moment où l'on parle), pour les locatifs ("là-bas") les adjectifs démonstratifs ("cette chaise" n'est repérable qu'en fonction du geste que produit celui qui énonce), etc.
A l'inverse, *il* et *elle* sont absents du contexte d'énonciation ou de la réciprocité de l'échange. Ils n'ont de sens qu'en rapport au texte qui les entoure (le cotexte), étant des pronoms anaphoriques ou cataphoriques[3]. Ainsi, le *je* et le *tu* désignent respectivement celui qui parle et celui à qui l'on s'adresse en même temps qu'ils sont supports de prédication (quelque chose est dit à leur propos). La troisième personne ne remplit quant à elle que le second office : ni celle qui parle, ni celle à qui l'on parle, elle est celle dont on parle.

---

[2] Les embrayeurs n'ont pas de signification générale unique, « *le référent qu'ils désignent ne peut être identifié que par les témoins de l'acte d'énonciation* » (M. Arrivé, F. Gadet et M. Galmiche, 1996, *La grammaire d'aujourd'hui ; guide alphabétique de linguistique française*, Flammarion, p. 243).

[3] On parle d'anaphore lorsque le pronom est éclairé plus haut dans le texte ("*Pierre* est venu, *il* était fâché") ; de cataphore lorsque le pronom précède l'élément qu'il représente ("*Il* est en retard, *Pierre*").

L'interrogation sur la personne (grammaticale) est capitale pour E. Benveniste qui y trouve le point de départ de l'ancrage de la conscience de soi :

> « C'est dans et par le langage que l'homme se constitue sujet ; parce que le langage seul fonde la réalité, dans sa réalité qui est celle de l'être, le concept d' "ego" » (1966[4] : 259).

A quoi alors, renvoie le "je" ? Si l'on suit Benveniste, on trouve deux chemins qui se croisent, se coupent.

D'abord, le pronom personnel (*je* ou *tu*) réfère à une "réalité de discours" (1966 : 252), c'est-à-dire une réalité linguistique (sans laquelle on ne pourrait rien dire) posée en trame sur la réalité extra-linguistique (sans laquelle on n'aurait rien à dire). Ainsi, il inscrit la marque du locuteur dans l'énoncé. Mais il renvoie également à celui qui énonce, à l'instance locutrice, pour le *je* comme le *tu* est à la fois « *une personne impliquée et un discours sur cette personne* » (1966 : 228). S'il désigne la plupart du temps, comme l'indiquent les manuels scolaires, celui qui parle ou qui écrit, il peut également référer à quelqu'un dont l'énoncé passé est actualisé dans la situation d'énonciation présente (« il a dit : *je viendrai* »).

Ensuite, pour revenir à l'*ego* pointé par Benveniste, le pronom personnel *je* correspond à un positionnement, que l'on appellera une inscription du sujet. La communication est alors entendue comme une entreprise partant de soi (donc égocentrique) qui met en scène l'*ego* sous le "je" et une première altérité sous le "tu" (le "je" est entre autres caractérisé par le fait qu'il est « *extérieur à "tu"* » ; p. 232). Si le rapport n'est pas symétrique (*ego*[5] *- non ego ; moi – l'autre*), les deux termes se présupposent mutuellement car « *le langage n'est possible que parce que chaque locuteur se pose comme* sujet, *en renvoyant à lui-même comme* je *dans son discours. De ce fait,* je *pose une autre personne, celle qui, tout extérieure qu'elle est à "moi", devient mon écho auquel je dis* tu *et*

---

[4] E. Benveniste, 1966, *Problèmes de linguistique générale 1*, Gallimard, coll. « tel ».

[5] Nous reviendrons plus loin sur certains termes employés par E. Benveniste (ego, individu…) qui croisent la terminologie du champ psychanalytique (que l'auteur explore par ailleurs) non sans ambiguïté parfois.

qui me dit tu » (1966 : 260). Dès lors, "je" et "tu" sont réversibles sans être confondus, ils sont liés par une *corrélation de subjectivité* (chacun pouvant, à son tour, prendre la parole comme être ou sujet doué de parole).

Si *je* et *tu* sont des "personnes", il n'en va pas de même pour *il*, troisième larron absent de la foire, *non-personne*[6] :

> « Il faut garder à l'esprit que la "3e personne" est la forme du paradigme verbal[7] (ou pronominal) qui ne renvoie *pas* à une personne, parce qu'elle se réfère à un objet placé hors de l'allocution. [...] Elle n'existe et ne se caractérise que par opposition à la personne *je* du locuteur qui, l'énonçant, la situe comme "non-personne". C'est là son statut. La forme *il*... tire sa valeur de ce qu'elle fait nécessairement partie d'un discours énoncé par "je" » (E. Benveniste, 1966 : 265).

Car le "il" n'est pas là, *en personne*, présent au moment de l'allocution[8]. Il n'est alors que support de prédication et désigne « *une ou des tierces personnes déjà désignées dans l'énoncé* [9]». Benveniste ne l'exclut pas pour autant du système inter-personnel : si *je* et *tu* sont unis et se distinguent par la *corrélation de subjectivité*, *il* ou *elle* est inclus dans la *corrélation de personnalité* qui oppose les deux premières personnes à la troisième.
Qu'est-ce à dire ?
La corrélation de subjectivité réunit celui qui parle (qui est une personne subjective, selon la position égocentrique qui nous fait

---

[6] En ce qui concerne les controverses terminologiques (notamment de Joly) concernant la non-personne, mais aussi la transcendance ou encore la corrélation de subjectivité, voir l'article de J. Schmidely, 1976, "Controverse à propos du système de la personne", dans la *Revue des langues romanes*, n°1976, tome LXXXII, Université Montpellier III, pp.53-84. Nous retenons le terme "non-personne" pour la troisième personne parce que celle-ci n'est pas impliquée dans le dialogue (et Schmidely montre comment Benveniste emploie le terme en ce sens, p. 60). Il faut alors entendre « non-personne d'interlocution » (quand bien même celle-ci est présente).
[7] Le paradigme désigne l'ensemble des choix possibles.
[8] Si *il* est présent au moment de l'énonciation, il est "absenté", exclu de l'alternance du "je" et du "tu" donc, interdit de parole, au moins pour un temps.
[9] C. Cherdon, M. Denyer-Chantrenne, 1991, *Guide du verbe français*, éd. De Bœck / Duculot, p. 37.

tout interpréter à partir de nous-même) et celui à qui il parle (personne non-subjective du point de vue du *je* qui ne peut que l'observer "de l'extérieur"). La corrélation de personnalité va elle réunir *je* et *tu* comme personnes d'une part, et les lier à *il* d'autre part, comme non-personne d'interlocution (mais personne, tout de même, dans la réalité extra-linguistique).

• Du côté de la grammaire traditionnelle

La grammaire traditionnelle distingue parmi les pronoms personnels les *nominaux* (ou *désignateurs*) qui sont les personnes de Benveniste, des *représentants*, renvoyant à la non-personne.
Les pronoms dits « nominaux » ne remplacent aucune personne dans l'énoncé et désignent les interactants en présence (comme *je* ne remplace aucun autre élément linguistique par exemple). Il en va ainsi pour les pronoms personnels de la première et deuxième personne du singulier, et parfois pour les deux premières personnes du pluriel. Le pronom personnel de la troisième personne se distingue alors en n'étant pas *nominal* mais *représentant*[10]. Il remplit ainsi une fonction anaphorique ou cataphorique, exception faite des cas où la troisième personne est présente lors de l'interaction et peut-être désignée sans équivoque.
Il est parfois des cas où les premières et deuxièmes personnes sont assimilables aux *représentants* et inversement, où la troisième personne s'avère être nominale. Ainsi :

- *je* et *tu* peuvent être *représentants* dans le discours rapporté : « *"je ne crains rien, ni l'échec, ni l'oubli ; je ne redoute que l'âge et l'amertume." Hanté par le dégoût de vivre que lui inspire un siècle qu'il exècre, Stefan Sweig tire d'une sensibilité à vif des héros saisis par une passion subite qui multiplient les conflits douloureux avec eux-mêmes et les autres* ». Le scripteur est ici

[10] J. Dubois et R. Lagane distinguent pour la troisième personne le rôle de représentant (par anaphore) du rôle d'anticipant (par cataphore), dans *La nouvelle grammaire du français*, 1973, éd. Larousse, p. 80. Nous conservons cependant un usage générique de « représentant » (anaphore ou cataphore) selon l'usage le plus répandu.

Jacqueline Des Gouttes[11] et le *je* fonctionne comme représentant cataphorique de "Stefan Sweig" dans le décrochement de la situation d'énonciation enchâssante à la situation d'énonciation enchâssée (où Zweig prononça effectivement la phrase et le *je* était effectivement *nominal*).

- *nous* et *vous* peuvent être à la fois *nominaux* et *représentants* : « *je me suis efforcé de lui expliquer comment nous tous, à bord, serions heureux qu'il acceptât de jouer une partie simultanée contre nous* » (Stefan Sweig, 1996 : 189). Dans la situation où est prononcé le *nous*, l'énonciateur se désigne (nominal) et représente les autres passagers du bateau (le *nous* est alors représentant de « tous, à bord » incluant l'énonciateur).

- *nous* et *vous* peuvent être exclusivement des *nominaux*, dans les cas de l'emploi du *nous* de modestie ou de majesté pour le premier, du *vous* de politesse pour le second.

- *nous* et *vous* peuvent être *représentants*, comme dans ce cas de discours rapporté : « le Roi dit : " Nous le voulons", et il obtient » ou lorsque le référent est précisé : « Ton père et moi, nous ne voulons pas la revoir ».

- les troisièmes personnes peuvent également être *nominales* dans les cas où elles désignent « *de façon vague des gens non précisés, souvent les gens qui détiennent l'autorité*[12] » ou lorsque la tierce personne est présente lors de l'échange et peut être désignée simplement par *il* sans équivoque possible.

Nous sommes ainsi passé des trois « positions » de Benveniste à six personnes telles qu'elles sont marquées par les pronoms personnels.

C'est que la grammaire traditionnelle comporte deux paradigmes : l'un singulier (*je*, *tu*, *il* ou *elle*), l'autre pluriel (*nous*, *vous*, *ils* ou *elles*). Le paradigme pluriel ne correspond cependant pas à une simple multiplication des formes du singulier.

---

[11] En quatrième de couverture de l'ouvrage de S. Sweig, 1996, *La confusion des sentiments – Le joueur d'échec*, éd. Au Sans Pareil. (éd. Originale : 1942, *Schachnovelle*, éd. Fischer Verlag).

[12] M. Grevisse, A. Goosse, 1990, *Nouvelle grammaire française*, deuxième édition, éd. Duculot.

En effet, *nous* ne peut être considéré comme un multiple de *je*, sauf dans quelques cas tels que les chants communs, les écrits co-signés… où les « je » diffèrent. Il réfère le plus souvent à un ensemble de personnes dont le locuteur fait partie. *Vous* représente pour sa part « *soit un ensemble d'interlocuteurs, soit un ensemble dont l'interlocuteur fait partie, soit un seul interlocuteur que l'on vouvoie* » (M. Grevisse et A. Goosse, 1990 : 198).

Outre une déclinaison en nombre, le système comporte également une déclinaison en genre pour les troisièmes personnes :

- *il* et *elle* sont respectivement les formes masculine et féminine du singulier ;
- *elles* est la forme au pluriel correspondant au *elle* du singulier ;
- *ils* correspond au pluriel de *il*, ou encore à un ensemble dont au moins un membre est masculin (il(s) + elle(s)).

Enfin, les pronoms personnels connaissent une flexion selon leur fonction syntaxique dans la phrase :

NOMBRE	PERSONNE	FORMES CONJOINTES				FORMES DISJOINTES	
		SUJET	OBJET DIRECT	OBJET IND. / SEC.	RÉFL.	NON RÉFL.	RÉFL.
Singulier	1re	*je*	*me*			*moi*	
	2e	*tu*	*te*			*toi*	
	3e masc. fém.	*il* *elle*	*le* *la*	*lui*	*se*	*lui* *elle*	*soi*
Pluriel	1re	*nous*	*nous*			*nous*	
	2e	*vous*	*vous*			*vous*	
	3e masc. fém.	*ils* *elles*	*les*	*leur*	*se*	*eux* *elles*	*soi*

Nota : les formes conjointes ne peuvent être séparées du verbe que par une autre forme conjointe, *en* et *y*, ou *ne*. Les formes disjointes sont séparées du verbe par une pause ou une préposition.

Il nous reste à ajouter à ces formes le pronom « on » afin d'être complet[13]. La grammaire traditionnelle classe généralement *on* parmi les pronoms indéfinis, en se basant sur des critères syntaxico-sémantiques. Certains, comme J. Dubois[14], le considèrent cependant comme un pronom personnel. Dès lors, il convient de préciser que *on* :

- s'il réfère à une classe d'être(s) humain(s), « *neutralise les paramètres énonciatifs et statutaires dans la mesure où il supprime toute marque personnelle* » (T. Bouguerra[15], 1999 : 242) : il participe ainsi (et a priori) du paradigme de la non-personne ou de la « personne indéfinie » ;
- est la forme de la fonction *sujet*, la fonction *objet* étant représenté par *se*, la forme disjointe étant *soi* ou *nous.*

• Des personnes aux formes personnelles

De Benveniste à la grammaire traditionnelle, le terme *personne* ne va pas sans poser problème.

Benveniste l'emploie pour désigner des entités subjectives présentes et prenant part à l'acte d'énonciation et distingue la non-personne absente ou privée de parole, exclue de l'alternance de l'échange. Les personnes sont alors l'énonciateur et le co-énonciateur, singuliers ou pluriels dans certains cas, qui s'inscrivent, dans l'énoncé, sous la forme d'un sujet de l'énoncé que supporte le pronom personnel.

La grammaire traditionnelle, à travers les pronoms personnels, s'attache à ces marques inscrites, ces supports des personnes dans l'énoncé.

On peut se demander alors à quelles instances personnelles (personnes benvenistiennes) réfèrent les pronoms personnels.

---

[13] Les formes *en* et *y* sont délaissées ici puisqu'elles ne désignent pas des personnes au sens que Benveniste donne à ce terme.

[14] J. Dubois, 1965, *Grammaire structurale du français : nom et pronom,* éd. Larousse.

[15] T. Bouguerra, 1999, "L'autre je(u) du on", dans *L'autre en discours,* ouvr.coll., éd. Presses Universitaires Montpellier III, pp. 239-257.

A l'ordinaire et le plus fréquemment, on considère que l'énonciateur a à sa disposition pour se désigner dans l'énoncé :

- *je*, qui le marque seul ;
- *nous* qui le désigne seul (... de modestie, de majesté) ;
- *nous*[16], pluriel, qui le désigne avec le (les) co-énonciateur(s) et / ou un (des) tiers absent(s).

Il désignera le (les) co-énonciateur(s) en employant :

- *tu* (si celui-ci est seul) ;
- *vous* de politesse ;
- *vous* (pluriel) qui réfère à plusieurs co-énonciateurs ou à un seul destinataire présent et un ou plusieurs tiers absent(s).

Je, nous / tu, vous : dyades de personnes ainsi nommées, représentées.

Pour désigner les non-personnes exclues de la corrélation de subjectivité, il utilisera :

- *il* ou *elle*, respectivement celui ou celle dont on parle ;
- *ils* ou *elles*, ceux et / ou celles dont on parle.

Soulignons que *nous* et *vous* incluent éventuellement des non-personnes lorsque l'énonciateur et / ou le co-énonciateur (personnes) sont liés à des tiers absents.

Le *on*, quant à lui, sera employé dans de nombreuses circonstances et peut remplir différents actes de référence :

- référence à un ou des humain(s) indéterminé(s), non identifiable(s) : c'est dans ce cas que son fonctionnement le place parmi les pronoms indéfinis ;
- par substitution à un pronom personnel (je, tu, vous, nous) avec une nuance stylistique (« *discrétion, modestie, ironie, mépris, etc.* » précisent M. Grevisse et A. Goosse – 1990 : 230) ou, à l'oral, comme concurrent du *nous*.

De son côté, F. Atlani[17] distingue trois familles de *on* selon que le pronom :

---

[16] On trouvera un exposé plus détaillé de *nous* et *vous* dans C. Kerbrat-Orecchioni, 1997, *L'énonciation*, éd. Armand Colin, p.41.

[17] F. Atlani, 1984, "On l'illusionniste", dans *La langue au ras du texte*, ouvr. coll. sous la direction de A. Grésillon et J.-L. Lebrave, éd. Presses Universitaires de Lille, pp. 13-29.

- puisse accepter un nom dans l'interprétation ;
- réfère à la « rumeur publique », à des entités non identifiables avec précision ;
- a un emploi proche des anaphoriques.

2. Énallages et masques de la personne

• Énallage de la personne

Notre intérêt se porte ici sur l'emploi des marques pronominales ne référant pas aux personnes auxquelles elles sont habituellement liées (et que nous venons d'exposer). Nous rencontrons alors une opération que la stylistique nomme *énallage* et que l'on considère parfois comme une forme elliptique[18]. Le *Dictionnaire de linguistique et des sciences du langage*[19] définit l'énallage ainsi :

> « En rhétorique, on appelle *énallage* l'utilisation à la place de la forme grammaticale attendue d'une autre forme qui prend exceptionnellement sa valeur » (1994 : 178)

Les cas d'énallage auxquels nous nous attachons consistent ainsi en la substitution d'un pronom à un autre dont l'emploi est prototypique et généralement attendu.
Deux remarques :

- on considère fréquemment que l'énallage –comme l'ellipse– n'engendre pas une modification notable de la signification. Nous verrons que d'un point de vue pragmatique, l'énallage de la personne a cependant des incidences psychologiques et relationnelles des plus importantes. A propos de l'énallage et de la conversation, C. Kerbrat-Orecchioni[20] écrit ainsi :

> « La langue permet aux shifters de déraper et d'effectuer leur ancrage sur des "points de référence" décalés par rapport aux coordonnées énonciatives effectives. Toutes les unités déictiques qui s'organisent en fonction du locuteur et de son inscription spatio-temporelle sont dans certaines conditions susceptibles de

[18] Le Dictionnaire de l'Académie française, dans sa cinquième édition de 1798, refuse l'énallage : « *L'énallage n'a aucun fondement, et ce que l'on peut appeler ainsi peut s'expliquer par l'ellipse* » (p. 1485).
[19] J. Dubois, M. Giacomo, L. Guespin, C. Marcellesi, J.-B. Marcellesi, J.-P. Mével, 1994, *Dictionnaire de linguistique et des sciences du langage*, éd. Larousse, coll. "Trésors du français".
[20] C. Kerbrat-Orecchioni, 1997, *L'énonciation*, éd. Armand Colin, (éd. or. 1980).

venir graviter autour de l'allocutaire, ou d'une tierce personne actant de l'énoncé » (1997 : 64).

- l'énallage est, d'une manière générale, moins qu'une altération accidentelle du système de la langue, un phénomène qui participe pleinement de son fonctionnement et de son unité. L'idée n'est pas nouvelle et M. Magnien[21] écrit à propos de l'ouvrage de Thomas Linacre, *De Emendata Structure Latini sermonis libri sex*, publié à Londres l'année de la mort de ce dernier (1524) :

> « Si très classiquement, le livre I s'attache à recenser et à décrire les huit parties du discours, le deuxième traite des substitutions qui peuvent s'opérer entre ces huit parties : "*De partium enallage*" : d'un côté un classement, un recensement méthodique, de l'autre l'aveu presque immédiat que ces classements ne sont pas aussi étanches qu'on pourrait le croire ; mais ce n'est pas un aveu d'impuissance puisque l'énallage permet de faire rentrer dans les cadres les formes aberrantes » (1992 : 32).

Les énallages de la personne concernent tous les pronoms. C. Kerbrat-Orecchioni, propose l'exposé non exhaustif qui suit :

> « je » = tu (« de quoi je me mêle ? »)
> « nous » = tu, ou vous (« allons, dépêchons »)
> « nous » = il (ainsi dans le discours de l'avocat parlant de son client)
> « tu » = on, voire je (très fréquent dans le discours oral pour associer l'allocutaire au récit : « alors t'arrives dans une espèce de hall de gare ; t'attends encore une bonne heure... »)
> « il » = tu (– hypocoristique : « alors, il était fâché le bébé ? il ne voulait pas manger sa soupe ? »)
> – cérémonieux : « Monsieur prend-il son chocolat ? »)
> = je (dans la bouche ou sous la plume de César, de Gaulle, Bénazéraf, le colonel Bigeard, Paul Bocuse...)
> ... emplois qui reflètent divers mécanismes d'identification / distanciation (1997 : 63-64).

[21] M. Magnien, 1992, "Entre grammaire et rhétorique : l'ellipse dans quelques traités de la Renaissance", dans *Ellipses, Blancs, Silences*, Actes du colloque du Cicada réunis par Bertrand Rougé, éd. Presses de l'Université de Pau, pp. 31-34.

Mais nous souhaitons nous concentrer ici sur la personne de l'énonciateur.

• Des énallages de la première personne aux masques pronominaux

Nous pouvons proposer quelques substituts pronominaux du *je*. Pour ce faire, nous nous appuyons principalement sur l'article d'A. Coïaniz[22] sur les "masques de la personne", auxquels nous apportons quelques ajouts présentés par C. Kerbrat-Orecchioni (1997), R. Barthes[23], L. Béaud[24] et nous-même.
Je peut donc être remplacé par :

TU - dans les cas où la deuxième personne est *implicative* (A. Coïaniz) en ce sens que l'énonciateur veut faire partager son sentiment (C. Kerbrat-Orecchioni), sa réaction. Ainsi : « *je suis allé le voir à l'hôpital après son accident et bien tu te dis que la guérison sera longue* » ;

- cette implication peut parfois se confondre avec une *généralisation* (toi, moi, quiconque...) ;

IL[25] - par lequel l'énonciateur se *spectacularise*. A. Coïaniz donne l'exemple de cet énoncé du mari à sa femme : « *eh bien ton mari, il a été à la une cet après-midi* » (Barthes le qualifie d' "emphatique") ;

- marqueur de la *distance avec soi-même*, de la tentative de prise de distance objective (R. Barthes) ;

- de la " *mortification*" (R. Barthes), de l'absence, de l'exclusion de la parole. Nous relevons souvent un emploi ironique comme dans cette saynète : à l'amie

---

[22] A. Coïaniz, 1978, « Les masques de la personne », dans *Langage, subjectivité, didactique*. Actes du colloque de Lisbonne, 8-10 mai, (pp. 167-179).
[23] R. Barthes, 1975, interview dans *Le magazine littéraire*, n°97, février.
[24] L. Béaud, 1998, "Les emplois non prototypiques des références personnelles dans les interactions mono-locutives", dans les *Actes du colloque LIDILEM / Université Grenoble III*, éd. Presses Universitaires Grenoble III.
[25] Et *elle* également !

qui a dit à sa femme "*Il n'est pas content ton mari !*", ce dernier répond "*Non, il n'est pas content*" (le *il* reprend dialogiquement l'énoncé de l'amie et souligne son caractère déplacé : celle-ci n'a pas à critiquer le mari comme s'il n'était pas là, en personne, donc, comme s'il était incapable de dire "je", d'être "tu") ;

- marquant un lien *socio-affectif*, fréquemment dans le *baby-talk* (« *ne crie pas, il va te faire ton biberon ton papa* » dit le père à sa fille) mais pas seulement (« *tu as l'air crevé : attends, ta femme va te faire un petit massage* ») ;

VOUS - de *politesse* ou pluriel : pour implication, à la manière du *tu* ;

- R. Barthes souligne un emploi dans les cas d'*auto-accusation* et donne l'exemple de D.A.F. de Sade (il semble que cet emploi soit des plus rares) ;

- R. Barthes le présente encore comme un « *opérateur d'écriture* » (rare à l'oral) ;

NOUS - de *majesté* : il caractérise un *je* "gonflé" ;

- de *modestie*, lorsque le *je* est "dilué", s'efface dans la pluralité ;

ON[26] - de *modestie* ou d'*impuissance* : « *on fait ce qu'on peut* » ;

- *implicatif* (L. Béaud), principalement dans le *baby-talk* (la puéricultrice dit au bébé qui s'est blessé : « *on va mettre du Mytosyl, hop là...* ») ou lorsque la personne se présente comme un soutien : « *allez, t'inquiète pas, on va te trouver un appartement* » ;

- qui procède d'un *essai de généralisation* (A. Coïaniz ; et pour lequel il donne comme exemple : « *Quand on arrive à Paris, on ne peut s'empêcher de penser, la première fois, à tout ce qui en a été dit à l'école...* »)...

---

[26] « On » est déjà un cas d'énallage par changement de catégorie morpho-syntaxique.

Nous pouvons ajouter à ces formes les cas de *généralisation* qui procèdent du passage du *je* à une communauté très large voire à tout le genre humain. Il en va ainsi du *tu* –sur le mode du toi, moi, quiconque–, de certaines troisièmes personnes (même au pluriel : « *Comment vous allez me retirer mon permis ? Mais les gens qui travaillent avec leurs voitures, qu'est-ce que vous voulez qu'ils fassent sans ?* »)... Toutes ces valeurs d'emplois ne s'excluent pas mutuellement ; ainsi un *tu* peut être implicatif tout en procédant d'une généralisation. Ces derniers cas d'énallages nous conduisent ainsi vers les autres substituts du *je* que sont les formes plurielles.

Les formes plurielles incluant l'énonciateur (*nous*, mais aussi le pronom *on* qui peut en être le quasi-équivalent à l'oral) ne peuvent être considérées comme des énallages (si l'on excepte les formes fossilisées que sont les *nous de modestie* et *politesse*). Cependant, nous ne les excluons pas de notre étude puisqu'elles participent de la référence au locuteur, avec cette particularité qu'elles réfèrent aussi à d'autres personnes.
C'est pour cela que nous emprunterons désormais à A. Coïaniz le syntagme « masque de la personne » (1978, op. cit.) pour désigner toutes les formes pronominales (énallages ou pas) qui réfèrent en contexte à l'énonciateur, "seul ou accompagné". Le choix du syntagme n'est pas fortuit : nous avons affaire ici à une tautologie si l'on réfère à l'étymon latin de "personne", *persona*, qui désigne un "masque de théâtre", un "rôle", un "personnage[27]". Le mot nous convie donc à voir dans ces masques de la personne des *façades*, telles que les décrit, par exemple, E. Goffman qui compare les interactants à des acteurs et leurs rencontres à des pièces de théâtre co-écrites (jusqu'aux rôles) où les personnages se présentent sur la scène et "en cachent" aux coulisses. Nous verrons également comment ces masques dissimulent à soi-même, au sujet qui le porte, et participe d'une élaboration identitaire et subjective.

[27] J. Picoche précise que *persona* est « *peut-être emprunté au grec* prôsopon *[face, figure, masque de théâtre] par l'étrusque* phersu *qui, à en juger par le monument où il est inscrit, pourrait signifier "masque"* », dans *Dictionnaire étymologique du français*, éd. Robert, 1992.

3. Matière à réflexion : approche du corpus

Notre ambition est de présenter ici deux "matériaux" à partir desquels nous étayerons nos hypothèses. Le premier est tiré d'un corpus d'enregistrements clandestins de conversations d'alcooliques de comptoir[28]. Le second est extrait d'un entretien non dirigé sur les expériences sexuelles.

• *Je* n'est pas alcoolique

Les locuteurs que l'on retrouve dans ce premier corpus se (re)trouvent aux comptoirs des bistrots de quartier. On les qualifie à l'ordinaire d'*alcooliques*. Ici, l'alcoologue demandera des précisions : *alcoolique* est pour lui un signifiant générique qui recouvre des comportements divers ayant pour point commun d'être liés à une consommation d'alcool excessive, déviante.

Ceux avec qui nous avons affaire sont appelés « alcoolites » par P. Fouquet[29], « alcooliques δ » par E. M. Jellinek[30] et « buveurs invétérés » par F. Alonso-Fernandez[31].

Quel que soit le nom qu'on lui donne, l'alcoolique dont il est question ici...

- boit de manière régulière et continue ;
- boit par petites doses des boissons généralement à faible teneur en alcool ;
- est mesuré, « *le plus appolinien des dyonisiaques* » puisqu'en effet, il paraît rarement exagérément ivre bien que les effets de l'alcool se fassent sentir : « *l'exubérance à laquelle on reconnaît*

[28] Cf. F. Péréa, 2002, *Paroles d'alcooliques ; discours, interaction, subjectivité*, éd. L'Harmattan, coll. "Langue et parole".

[29] P. Fouquet, 1950, "Le syndrome alcoolique", dans *Etudes anti-alcooliques*, n°15.

[30] E. M. Jellinek, 1960, *The disease concept of alcoholism*, éd. Hillhouse Press, New-Haven.

[31] F. Alonso-Fernandez, 1987, *La dépendance alcoolique*, éd. PUF.

ordinairement l'ivresse paraît n'être alors qu'une accentuation d'un phénomène toujours présent » (F. Alonso-Fernandez, 1987) ;

- recherche la compagnie (avec qui il ne partage pas le pain mais l'alcool) ;
- est frappé d' « apsychognosie » (Fouquet, 1971) comme s'il ne voulait rien savoir de ses sentiments, de ses sensations, de sa vie psychique ;
- nie –jusqu'à se retrouver à l'hôpital, souvent poussé par une tierce personne– avoir un problème avec l'alcool.

Reste à préciser que ce type d'alcoolisme est très largement masculin.

Pour donner un premier exemple à la fois précis et complet des phénomènes que nous allons présenter, nous nous appuierons sur toutes les occurrences ayant trait à l'alcool et à sa consommation, occurrences produites par un locuteur que nous avons rencontré à 6 reprises[32] durant l'hiver 1998. Nous emprunterons ensuite d'autres extraits à ce corpus à titre d'exemples prototypiques.

Nous présentons les occurrences ayant trait à la consommation de boissons ou à d'autres usages de l'alcool (culinaire, médicinal) en les regroupant par catégories (nombreuses, afin de ne pas réduire les nuances du corpus). Ces catégories sont présentées dans un ordre de fréquence d'apparition et nous n'omettons aucun extrait. Lorsque rien n'est précisé, il s'agit du discours de l'alcoolique H.

Consommation apéritive ou bistrotière

(Consommation bistrotière : il s'agit là d'une consommation acceptable, comme on prend un verre au café de temps à autre).

2ème enregistrement

1. « Tu vois les mathématiques de la logique universelle : je venais pas au bistrot ce matin » [*poursuit par une succession d'événements qui le conduisent vers un accident sur la voie publique*]

[32] La première de ces six rencontres n'ayant pas donné lieu à un discours sur l'alcool (voir ci-après), le lecteur ne trouvera pas trace ici du premier enregistrement.

3ème enregistrement

2. « J'ai un copain qui est passé boire l'apéro hier » [*poursuit sur un éventuel arrêt de travail*]

4ème enregistrement

3. « En arrivant à la place de la Comédie on est allé boire un pot au piano-bar » [*poursuit sur la ville de Montpellier - le locuteur est lyonnais*]

4. « Tu arrives, tu passes devant chez X et c'est c'est au bar. Tu bois ton canon chez eux, tu as ton sac, ta bouteille d'eau » [*à propos du chemin à emprunter pour se rendre à la plage de Lespiguette où le locuteur est allé en vacances*]

5. « Moi j'ai discuté avec le maire du Grau {du Roi}. Il me disait, on buvait l'apéro... » [*à propos du "bétonnage" de la côte méditerranéenne*]

6. « Tu sais quand tu, quand tu rentres dans un bar, tu demandes un whisky, un whisky australien, y'a qu'eux qui peuvent le boire tu sais, et bien tu tu leur demandes en anglais "You're please whisky" ça y est ils savent que tu es Français ; tout juste si ils te crachent pas dans le verre » [*sur une hypothétique francophobie des Australiens*]

5ème enregistrement

7. « Je te payerai l'apéro et tu me le plumes. Je vais pas le plumer moi » [*à propos d'un poulet acheté chez un ami fermier*]

8. « Tu en avais un qui portait les caisses de pinard, l'autre qui portait des caisses de bière et j'avais un copain qui portait le mouton. {*Plus loin :*} Si tu as douze litres de pinard, plus de la bière, plus heu le mouton rôti, elle bouffe, et en plus on avait amené une bouteille de gnôle alors tu vois un peu » [*à propos d'un barbecue et de l'appétit de "la femme"*].

Alcool remontant / soutien passager dans les "coups durs"

3ème enregistrement

9. « J'arrive à la maison je saute sur l'gamin et je me mets à la console et je lâche plus l'gosse ; après avoir discuté avec une bouteille de whisky. Tu veux faire ce boulot toi ? » [*à propos de son travail d'aide-soignant à domicile*]

10. « Si à neuf heures trente je suis pas encore au boulot {mais au bistrot}, je bois un Krystal et qu'si j'ai l'appareil {photographique} à côté de moi tu as compris et surtout quand je commence au café, en plus ! Parce que quand il y a un macchabée on fait un rapport pour voir comment il est tombé et tout : je suis obligé de faire des photos »

4ème enregistrement

11. « Elle le sait Patricia {la serveuse}: j'ai l'appareil quand j'arrive ici, je lui demande un café. C'est ma psy. Ah je vais pas lui donner deux-trois cent francs de l'heure quand même »

12. « Tiens mets mets-moi un Krystal et je me sauve : j'vais travailler » [*Alors que le travail vient d'être décrit comme "pesant", "difficile". Il est encore présent plus d'une heure après*]
5ème enregistrement
13. « C'est pour ça que je tire cette gueule de déprimé parce que, c'est vrai, d'toute façon quand je suis à cette heure-ci au Krystal c'est que j'ai une merde. Quand j'ai l'appareil heu, parce qu'on est obligé pour les services de... Je vais doubler les photos je vais les faire voir à Patricia » [*la serveuse confirme 1) n'avoir jamais eu les photographies (six mois plus tard) ; 2) que le locuteur boit tous les matins des "Krystal" avec ou sans appareil-photo*]

Usage culinaire

Il faut préciser que les occurrences présentées ci-dessous sont liées et suivies dans le discours du locuteur : si le nombre d'occurrences est intéressant, le thème n'est jamais réapparu.
5ème enregistrement
14. « Tu prends un peu de champagne, un petit peu de crème, un tout petit peu de jaune d'œuf... » [*recette des "huîtres chaudes" : extrait*]
15. « Je mets mon pinard mais faut pas mettre du mauvais : je mets du Côtes du Rhône » [*recette du bœuf bourguignon : extrait*]
16. « Après je mets une couche de laurier un tout petit bout de piment et une couche de rhum. Je remets un petit peu de graisse d'oie, une couche d'eau, de rhum un petit peu de thym, laurier, une couche de rhum je mets dans des grands bocaux » [*recette du confit d'oie : extrait*]
17. « Avec le reblochon coupé en deux que tu fais revenir avec du vin blanc des patates et puis une couche d'oignons » [*recette de la tartiflette*]
- On relira également l'extrait n°8 (5ème enregistrement).

Ivresse inspiratrice (usage créatif et artistique)

3ème enregistrement
18. « Par contre qu'est-ce qu'il picolait {à propos de Brassens}[*Plus loin :*] Nougaro c'est im-po-ssible ce qu'il picolait [*Plus loin :*] Y'a que Nougaro c'est ça : moi je l'ai vu sur scène mais c'est, bourré, je te mens pas bourré.[*Plus loin :*] Il était bourré il avait sa bouteille de blanc à côté de lui {Charles Bukowski invité chez Bernard Pivot}» [*dans le même tour de parole qui se termine par les prétentions littéraires du locuteur (écrivain amateur)*].
5ème enregistrement
19. « J'avais "Circus". Du temps où il n'y avait pas Gilmoore c'était Water. J'avais tout, j'avais le film et je l'ai prêté voilà pa-

reil toutes les cassettes ; tu sais le film des {Pink} Floyds avec l'autre il est complètement bourré »

Ivresse exceptionnelle

3ème enregistrement
20. « – H. Non du soir : quatre heures quinze enfin c'est seize heures seize, je sais pas comment vous comptez, quinze heures quarante-cinq. Ben déjà l'autre soir en plus Sylvie elle est partie elle était complètement raide. J'ai dit " si jamais tu avais soufflé dans le ballon ". Il y avait il y avait plein de whiskies qu'elle connaissait pas alors il a commencé à lui faire goûter les whiskies mais tu sais des babies, toujours avec les verres d'eau : il est pas con il sait servir les verres d'eau tchac tchac tchac tchac. Alors ils ont goûté cinq ou six et après je lui ai payé un demi à Paul, enfin Jean-Paul. Elle a dû goûter je te mens pas sept ou huit whiskies mais c'était des babies
– F. Dans les verres là ?
– H. Ouais. De toute façon après elle lui a dit "j'pourrais avoir un verre d'eau s'il vous plaît ?". Dis donc elle l'a bu ! J'ai dit "tu veux que je te ramène" elle a dit "non". Elle était plus bourrée que moi {rires}. Regarde ça fait une heure que je suis au travail, j'ai déjà gagné euh 64 francs 90 et j'ai dépensé 36 francs plus les pourboires. Tu veux pas venir me voir tu sais piquer un cul de vieille ? Ça me fait plaisir » [*il est intéressant de noter que plus loin dans l'interaction, le locuteur reparle de cette après-midi mais ne mentionne plus Sylvie : il devient le personnage principal. Dès lors, l'alcool disparaît et le locuteur ne retient que les "bonnes blagues" racontées au patron de l'établissement*]
- On relira également l'extrait n° 8 (5ème enregistrement)

Usage médical (alcool non bu)

Le thème est proposé par un autre buveur : B
4ème enregistrement
21. « – B {à la serveuse}. Vous avez pas connu ça les ventouses : c'est un verre comme ça, un verre comme ça, vous mettez du coton avec de l'alcool dedans et vous vous le mettez sur la peau. Vous en mettez une trentaine. On sent rien du tout ça fait pas mal et c'est collé et après faut attendre un moment : ils tombent les uns derrière les autres. Ça tombe à mesure
– H {à la serveuse}. Et la grippe : une heure après tu as plus la grippe même si c'est une bonne une vraie grippe, t'as quarante de fièvre. Oh mais je connais tout ça moi j'suis issu de la campagne vous savez. Mais les ventouses c'est comme un verre : tu peux le faire avec un verre aussi tu sais des verres tu mets un petit bout de coton avec l'alcool à brûler, un petit coup d'alcool à brûler, paf, tu

poses sur la peau donc ça aspire toute l'eau, toute la merde que tu as dans le corps... »

Autres occurrences

3ème enregistrement
22. « Tiens ! Ressers-moi un verre »
23. « Là tu vois je te mens pas Patricia j'en ai pour un quart d'heure, un quart d'heure pour les faire [il propose de nettoyer les vitres du bar]. Tout ! Comme ça je dirai à Jean-Paul [patron] qu'il me paye une dizaine de Krystal »
24. [à propos des personnes âgées placées en hospice]
« – P. Il n'y a pas de de contact
– H. Non il n'y a pas de bouteille qu'est...
– P. Il y a rien là »
25. [Toujours à propos des personnes âgées placées en hospice]
« Ils bouffent, on leur met un plateau, alors un plateau comme ça : c'est à compartiments, système compartiments. On leur met ça sur la table, ils peuvent pas boire de pinard, ils ont pas droit au café »
26. « – H. Non mais elle est pas con cette gonzesse
– P. Merci
– H. Oh excuse-moi, excuse-moi j'ai pas les mots bien souvent. J'aurais pas dû dire ça : j'vais me prendre une bouteille sur la sur la gueule »

Nous pouvons nous demander ce que font ces personnes[33], selon les énoncés de H.

1ère personne du singulier (le locuteur alcoolique) (*je, moi, me*)
Sujet

- Elle boit l' "apéro" et va au bistrot (7, 1). "Aller au bistrot" : rien n'indique dans les occurrences la compulsion de répétition. Dès lors, on ne peut considérer le comportement présenté ainsi comme une "déviance".
- Elle fait une utilisation culinaire et thérapeutique (par usage externe) de l'alcool (15, 16, 21).
- Elle consomme l'alcool comme remontant (10, 11, 13, 9). Notons qu'il semble n'y avoir là rien d'anormal puisque le remontant en question est aussi bien du "Krystal" que du

[33] Précisons qu'aucune de ces personnes n'est considérée comme *alcoolique* par l'énonciateur.

café. De plus, cette alcoolisation particulière est justifiée par des circonstances professionnelles passagères (« [quand] j'ai eu un macchabée [au travail] »). Ainsi peut-être justifiée l'alcoolisation au moment de l'énonciation en une raison qui fait "glisser" l'interprétation de la stigmatisation à la compassion voire l'admiration pour ce personnage philanthrope, sensible et dévoué, qui se contente de "recharger les accus" en somme.

Complément

- Elle est "bourrée" mais l'aveu est accompagné d'une minimisation par comparaison (« elle était plus bourrée que moi »), de beaucoup d'humour et d'une justification (« Il y avait plein de whiskies qu'elle n'avait pas goûtés ») (20). Nous y reviendrons.
- Elle est servie (réceptrice de l'offrande de la serveuse) (12, 22).

2ème personne du singulier (*tu*)

- Elle boit l' "apéro" et va au bistrot (4, 6). Précisons que le "tu" ne réfère pas directement et strictement à l'allocutaire : il est "tu implicatif" (le locuteur veut faire participer l'allocutaire à son expérience (4)) ou "tu général" (6) (l'énoncé peut potentiellement être pris en charge par "je", "tu", "il", "quiconque", etc.).
- Elle a un usage culinaire et médical (usage externe) de la boisson alcoolisée (14, 17, 21). Notons que le "tu" peut avoir ici aussi un usage "généralisant".
- Elle participe à un repas largement trop "arrosé" (8). Notons que le "tu implicatif" est ici substitut d'un "nous" incluant le locuteur.

3ème personne du singulier (*il, elle,* pronom relatif anaphorique *qui*)

- Elle boit l' "apéro" avec le locuteur (2) (le "il" est « un copain »).
- Elle apporte de l'alcool en grande quantité à un repas (8) (le "il" est inconnu).

- Elle s'enivre (20) (le "elle" est « Sylvie »).
- Elle s'enivre (18 : trois occurrences différentes, 19) (les "il" sont Brassens, Nougaro, Bukowski et Water).

Pronom indéfini (*on* incluant le locuteur)
- "On" boit l' "apéro" (3,5).
- "On" apporte une bouteille supplémentaire à un repas (8).

Troisième personne du pluriel (*ils*)
- "Ils" [les « vieux » des hospices] n'ont même pas droit à une consommation ordinaire et courante (25).

A la suite de cet exposé, nous pouvons faire plusieurs commentaires.
(1) Si l'on s'attache à observer les différentes prises en charge de l'alcoolisation, on remarque que le sujet ne prend jamais à son compte une consommation singulière ou critiquable (voir points 2 et 3). En effet, *je* a une consommation apéritive et bistrotière partagée avec les deuxième et troisième personnes du singulier. L'usage du "tu implicatif" ou "de généralisation" vient renforcer la normalité (définie par le partage) de ce type de consommation. Il en va de même pour les usages culinaires et médicaux de l'alcool auxquels renvoie également le "tu" (implicatif / de généralisation).
(2) Un premier écueil est surmonté par l'alcoolique qui évite la stigmatisation pouvant apparaître avec la consommation d'un "remontant". En effet, on pourrait considérer la consommation résolutive comme un indice, un symptôme de l'alcoolisme. Ce serait oublier la stratégie de défense mise en place. Le locuteur boit de façon régulière et tout au long de la journée. Pour éviter l'accusation, il propose une justification qui déplace le problème, le trouble (le locuteur ne souffre d'aucun mal puisque la raison de sa consommation n'est pas interne mais externe, dans les circonstances) dans un premier temps, et nie le lien particulier à l'alcool puisque le remontant est aussi, « surtout », le café[34].

[34] La comparaison de la consommation d'alcool avec celle d'autres substances psychotropes (café, tabac, médicaments chez un tiers) n'est pas chose rare dans le discours des alcooliques de comptoir.

(3) Les diverses ivresses (qui sont les pratiques où la frontière entre acceptable et stigmatisable se brouille) ne sont pas prises en charge personnellement (à la première personne du singulier). Elles sont décrites chez un tiers identifiable, nommé[35] (18, 19, 20), chez l'allocutaire par un procédé d'implication (8) ou encore un ensemble de personnes auxquelles réfère un *on* inclusif (ils + je) ou de généralisation qui permet, par la mise en perspective du partage du comportement, d'éviter la critique.

Le sujet est ainsi désigné dans son discours par un "je" qui n'est pas alcoolique, qui n'a aucun comportement critiquable vis-à-vis de l'alcool[36]. Rappelons que ce type d'alcoolisme est caractérisé par le déni des sujets. Cela n'a donc rien de bien surprenant mais nous permet néanmoins de pointer comment la marque de la personne n'est pas forcément le représentant fidèle du sujet (du point de vue de l'observateur).

Mais cela ne s'arrête pas là et c'est ici qu'interviennent les énallages qui soulignent comment la (première) personne de l'énoncé est, la plupart du temps, soumise à un impératif d'intégrité et d'acceptabilité.

Le premier extrait met en scène P, patron de café (alcoolique) et l'enquêteur F.

> **F.** J'm'entraîne pour dev'nir alcoolique
> **P.** Pour d'venir quoi ?
> **F.** Alcoolique !
> **P.** Oh ! C'est pas difficile hein, j'*te* donne la recette moi : *t*'achètes un bistrot, *t*'es alcoolique au bout d'cinq ans. Un an, un an et d'mi, *t*'es plein comme un garde, tous les jours. Chaque fois qu'un gonz' y *t*'dit "*tu* veux boire un coup ?", "Ben OK". Alors l'aut' y prend un blanc et *toi tu* prends un blanc, l'aut' y dit "un

---

[35] Cf. not. le récit d'ivresse de Sylvie (« plus bourrée » que lui ; n°20). Lorsque le locuteur reprend plus loin cet épisode sans mentionner la présence de Sylvie, il occulte l'épisode de l'ivresse, se contentant de nous rappeler les blagues racontées au patron.

[36] Pour un exposé des défenses linguistiques contre la stigmatisation, cf. notre article "L'alcoolisme sous silence ; approche linguistique du déni de l'alcoolique", dans *Alcoologie et addictologie*, n°24-I, 2001.

pastis", *tu* bois un pastis, l'troisième y dit "un d'mi", *tu* bois un d'mi ; à midi *t'*es déjà plié
F. Ouais ouais mais là c'est pas du choix, c'est du commerce
P. Et après *tu*... après *t'*es plié toute la journée et tous les soirs *tu t'*endors, *tu* regardes un match à la télé {fait signe de s'endormir}. "C'était bien l'match hier ?" "-tain impeccable". *T'*as rien vu qu'*t'*étais marié, des fois *tu* dors tout seul avec le chien, dans la niche. Ça, on est tous plus ou moins alcoolique.

L'énonciateur fait ici le récit de sa propre expérience alcoolique, mais le sujet de l'énoncé n'apparaît pas sous un *je* mais un *tu*. Nous avons ici affaire avec ce qu'A. Coïaniz nomme "tu implicatif", un pronom personnel de la deuxième personne du singulier substitut du *je* afin de permettre l'implication du co-énonciateur, le partage du sentiment, de développer l'empathie.

Ce "tu" appelle quelques remarques :
(1) La deuxième personne réfère à l'autre personne dans la situation d'énonciation (le co-énonciateur, ici F). S'il a une fonction d'*implication*, il procède également de la *généralisation* en étant le substitut d'un ensemble imprécis de personnes, d'un "tout le monde" ou "quiconque se trouvant confronté à de telles circonstances".
(2) Ce qui est caractéristique dans cet extrait, c'est que c'est moins l'implication du co-énonciateur qui semble motiver l'emploi de la deuxième personne que la "désimplication" de l'énonciateur. Ce retrait du *je* s'explique alors à la lumière du déni de la consommation morbide : P, dont le comportement ne laisse aucun doute quant à son alcoolisme, se défend dans son discours d'une conduite pathologique et refuse l'étiquette stigmatisante.
Dès lors, le *tu* est intéressant à être *non-je*, à ne pas impliquer personnellement celui qui parle.
L'avantage de cette opération réside dans le fait que le prédicat qui renvoie à l'histoire de l'énonciateur, à sa propre personne, se rapporte ici à une autre personne. D'un point de vue grammatical, l'énonciateur n'a rien à voir avec le comportement décrit.
(3) Nous avons pointé ici un cas où la substitution s'opère d'une personne à l'autre (de l'énonciateur au co-énonciateur). Nous pouvons retrouver cette "désimplication" (conduisant au *non-je*) dans les cas où apparaît une "non-personne interlocutive" (la position du

il). L'extrait suivant montre comment la troisième "position" peut apparaître en même temps qu'il pointe comment le "tu" implicatif (pour le co-énonciateur) "désimpliquait" l'énonciateur :

> **P.** Un mec, il est alcoolique va pas s'arrêter d'boire de l'alcool. Comme moi, si j'ai pas mes deux blancs le matin, mes deux pastis à midi, mes trois bières dans l'après-midi, j'suis pas bien. J'dépasse pas mes... une certaine dose. J'ai pas honte d'le dire. Après quand tu dépasses alors là t'es rond. Mais tant qu'j'dépasse pas ma dose j'suis pas rond.

On remarque avec cet extrait que les trois positions apparaissent :

- *il* ("un mec") qui est "alcoolique" (le signifiant stigmatisant est prononcé)[37];
- *je* qui a un comportement similaire ("alcoolique" n'est pas prononcé, ne figure pas au prédicat) et qui n'est pas "rond" ;
- *tu* qui n'est pas alcoolique mais pire encore puisqu'il est "rond".

On obtient ainsi une gradation du péjoratif au neutre : *tu* > *il* > *je*.

Notons pour l'instant que nous désignons par "détournement" une opération qui consiste en l'utilisation d'un pronom personnel à la seconde ou troisième personne pour manifester l'énonciateur dans son énoncé. Nous y reviendrons.

Le premier extrait présenté mettait en scène un *tu* bien particulier et s'achevait avec un *on* fédérateur qualifié d' "alcoolique", un *on* chargé de faire la médiation entre un *je* que l'énonciateur veut effacer et un *tu* qui, au bout du compte, ne fait pas l'affaire :

> **P.** Ça, *on* est tous plus ou moins alcoolique

On trouvera également dans le corpus :

> **J.** Enfin quand même c'est drôle, il y a une évolution dans les boissons. Avant dans le Nord, que dans le Nord et dans la Belgique, ils buvaient de la bière : la bière la bière la bière. Regarde maintenant dans *toute la France tout le monde* boit de la

---

[37] Il semble évident que le "il" n'est pas, dans ce cas, un substitut destiné à « spectaculariser » la première personne.

bière hein. Non mais c'est bizarre [...] *on* a moins l'impression de se soûler avec. *On* est moins ivrogne peut-être{rire}.

L'énonciateur J, il faut le noter, privilégie la bière. Loin de nous avouer ce que certains appelleront son *amour* pour cette boisson, J substitue au *je* un *on* dont le moins que l'on puisse dire est qu'il est aussi imprécis que vaste puisqu'il représente anaphoriquement "toute la France" et "tout le monde". Il est indice du phénomène qu'A. Coïaniz nomme "généralisation". Ce *on* des plus fréquents permet à la première personne de ne pas supporter seule le poids d'un prédicat qui stigmatise le sujet, en diluant le *je* dans un ensemble étendu de personnes, ensemble souvent imprécis. Cette opération est également rendue possible par l'emploi du *nous* :

> **P.** Et les Hollandais y boivent pas ? Les Hollandais y boivent pas? Les Hollandais c'est pas un d'mi qu'ils boivent, c'est des litres. A X {inaudible}, j'sais pas si tu connais le lac de X : des litres, et les gonzesses avec. Alors un d'mi pour eux c'est {rire}. Et puis z'en boivent pas qu'un dans la soirée hein ? Ils restent toute la nuit au bar et sont tous bourrés. Ils dégueulent dans les prés là-bas, oh, ben c'est la vérité hein. Y'a pas qu'les Français qui boivent, seulement chez eux y'a pas d'bonne boisson c'est pour ça qu'ils boivent pas mais y s'soulent la gueule comme *nous*. Et les Russes ils boivent pas [...] même les Noirs y s'soulent la gueule, au rhum blanc, ça fait 80°. Ils boivent ça comme toi *tu* bois un p'tit rouge ou un d'mi. C'est bien des pionnards aussi. Y'a des pionn... des alcooliques[38] dans tous les pays du monde.

Ce dernier extrait nous montre comment le pronom pluriel (incluant grammaticalement l'énonciateur) réfère plus à un ensemble indéterminé (toutes les nationalités, le monde entier) qu'à une collectivité identifiable. Il permet également de pointer l'utilisation conjointe de la "désimplication" avec *détournement* (« ils boivent ça comme toi tu bois un p'tit rouge ou un d'mi » alors que le co-énonciateur boit un café, d'une part ; et la troisième position occupée par « des pionn... des alcooliques », le « c'est bien des pionnards *aussi* » l'indique clairement, d'autre part) et de l'*extension*

[38] Où l'hésitation entre "pionnards" et "alcooliques" montre le souci qu'a locuteur de se positionner et l'importance accordée au choix des termes.

(qui "dilue" la personne de l'énonciateur dans une masse imprécise de personnes non identifiables[39]).

Dans les deux cas (détournement et extension), l'énonciateur évite de prendre à sa seule charge le prédicat potentiellement stigmatisable. Pour ce qui est des discours d'alcooliques[40] dont nous utilisons ici des extraits pour exemplifier notre propos, nous pouvons supposer que ces substitutions, ces masques, ne résultent pas d'une stratégie consciente (puisque ce type d'alcoolisme est caractérisé notamment par le déni) mais qu'elles dépendent de processus moïques inconscients qui ont pour but de défendre la personne[41] (en ce qu'elle peut se "saisir" elle-même) contre une représentation insoutenable.

Le discours de l'alcoolique n'est pas "extra-ordinaire" comme l'est, par exemple, celui du psychotique. Il ne fait qu'utiliser (en les soulignant par endroits) les ressources ordinaires du langage humain.
Nous avions vu que le *je* représentait dans l'énoncé l'image du locuteur, une image qui, à l'ordinaire, se doit d'être présentable, dicible au moins jusqu'à un certain point (sinon, il y a le silence). La seconde partie de cette étude aura pour objectif de déterminer les limites et conditions de cette élaboration mais nous pouvons d'ores et déjà pointer, avec ces quelques extraits, que le pronom semble bien être un marqueur de cette image de soi (dans l'énoncé), image travaillée au point que les locuteurs, par le biais

---

[39] Soulignons qu'à un degré moindre, le "nous" peut référer à un ensemble reconnu (par exemple : énonciateur + co-énonciateur) et qu'il évite, même si le phénomène est moins remarquable, une prise en charge en "pronom propre" du prédicat.

[40] … de comptoir. Il n'en va pas de même pour d'autres types d'alcoolisme.

[41] Notre étude nous conduira par la suite à clarifier les acceptions que nous accordons aux signifiants *personne*, *sujet*, et d'autres encore.
Le caractère inconscient du déni de l'alcoolique est déterminé par la très grande majorité des psy(-chiatres, -chologues, -chanalystes) - alcoologues. Le linguiste, quant à lui, ne peut déterminer ce qui est inconscient et ne l'est pas (su, mais caché).

des masques de la personne, en arrivent à parler sans s'impliquer, en (pro-)nom propre, que ces opérations soient conscientes ou pas.

• "T'aimes l'inédit ?" *ou* l'aveu sur la sexualité

Présentation de l'interaction et de l'extrait

Les tours de parole que nous nous proposons d'analyser sont extraits d'une interaction qui s'est déroulée dans le courant de l'hiver 2002. Cette discussion et son enregistrement ont été réalisés à la demande de Damien (30 ans, marié, père de deux enfants, désormais : D) qui, sachant que nous (désormais F[42]) faisions des recherches sur l'aveu, a voulu apporter sa contribution, « parce qu'il avait des choses à dire ». D et F se connaissent depuis longtemps et sont de proches amis.

L'interaction prend très vite l'aspect d'une conversation ordinaire plus que d'un entretien. Elle est familière (registre à excuser) et est constituée dans son intégralité de 156 tours de parole. L'extrait présenté correspond aux tours D78 à D114 (et repose tout particulièrement sur D100 qui correspond à l'aveu[43]).

Avant ces tours de parole, D et F ont discuté de l'éveil à la sexualité de D. Un discours intime a ainsi pu être tenu par D : découverte des magazines érotiques, première (nous verrons que cela n'est pas évident) expérience sexuelle avec Mireille, une amie de sa mère, alors qu'il était jeune adolescent, rencontre avec une jeune fille puis, avec sa femme. Tous ces thèmes ont déjà été abordés lors de précédentes rencontres (ordinaires et sans enregistrement !), jusqu'à la révélation.

---

[42] Grand écart de la personne du chercheur qui, dans l'écrit et selon l'usage, se désigne par un *nous*, prend la position de la troisième personne (« l'allocutaire F répond... ») et s'inclut parfois dans un *ils* (cf. plus loin « D et F se connaissent depuis longtemps, ils... ») !

[43] Nous ne considérons pas l'aveu comme l'aveu d'une *faute*, ne nous attachons pas à ce dernier caractère. Le jugement de valeur sur ce qui est avoué nous importe peu : dans la mesure où l'interaction se présentera sous l'aspect d'une confidence, notre écoute ne peut qu'être bienveillante. L'aveu désigne ici une parole qui n'a jusqu'alors pu être prononcée (par honte, par pudeur ou pour quelque autre raison que ce soit).

Analyse de l'extrait

Nous débutons en commentant de façon quasi-linéaire l'extrait sélectionné, avant de faire quelques remarques d'ensemble.

Il est capital de noter que cet aveu est précédé de nombreuses précautions de la part de D et incitations de la part de F :

D78 — Heu putain ! Mais bon, ça c'est gentil
F79 — Mouais
D80 — Ah tu t'en fous de ça hein ?
F81 — Heu putain j'en suis déjà à la moitié de la bande {regarde le magnétophone}
D82 — Putain c'est pas possible ça passe trop vite
F83 — Le gore
D84 — Le gore, enfin le gore, l'inattendu. T'aimes l'inattendu ?
F85 — Quoi ?
D86 — T'aimes l'inattendu ?
F87 — Le choquant ?

Avant de "passer à l'aveu", D s'assure de la bonne disposition de F en faisant entrevoir qu'il y a autre chose à dire, supposant que F est "en attente". De son côté, F l'incite à l'aveu en le pressant (F81), en posant un cadre d'écoute très large, de manière presque injonctive (F83), et en outrepassant les précautions de D (« l'inattendu » devient ainsi « le choquant »).

L'entente sur le dicible et l'écoutable ayant été étayée, D peut alors énoncer :

D88 — Heu {pause} rapport à la première expérience sexuelle {pause} c'est pas avec une femme {pause} voilà mon scoop

Il est intéressant de noter que cet aveu ne contient aucune personne grammaticale explicite (effacement, du point de vue des pronoms, de la marque subjective[44]) et est accompagné de pauses qui sont autant d'hésitations qui témoignent de la difficulté de dire. De plus, il faut souligner que D n'affirme pas clairement l'acte qui lui est

[44] Seul le *mon* apparaît à la suite de l'aveu et concerne le statut de l'énoncé.

difficilement dicible : il se contente de nier le contraire[45]. Dès lors se crée une tension que F s'attache à diminuer en plaisantant (sic) : il s'appuie pour ce faire sur l'implicite de la négation.

F89 — C'est avec quoi ?
D90 — C'est je dirais {pause} avec un copain
F91 — Un Briard

Après quoi F minimise la portée de l'aveu (F93 : « *Tu parles d'un scoop !* » – alors que c'en est bien un pour lui).

D94 — Non mais c'est... important quand même parce que parce que ça commence par ça ! Enfin c'est bête c'est...
F95 — {inaudible}
D96 — Ouais mais non mais...
F97 — Quel âge ?
D98 — {pause} Putain je saurais pas te dire heu alors attends j'étais en pension
F99 — Douze ans ?

Les tours D94 à F99 permettent de ré-embrayer sur l'aveu après les "minimisations" bienveillantes de F. Interrogé sur la situation, Damien est alors assuré de pouvoir poursuivre son aveu et c'est alors qu'apparaît la première marque de sa personne, en D98 (« Putain je saurais pas te dire heu alors attends j'étais en pension »), personne autour de laquelle va pouvoir graviter désormais un discours hautement subjectif, en un des tours de paroles les plus longs :

D100 — Ouais ça devait être dans ces eaux-là {pause}. Par contre lui, lui je pense qu'il était vraiment bi. Je l'ai revu après et très malsain. Alors que moi c'était... j'étais... pulsionnel quoi. Mais euh... c'est... je je trouvais ça naze en fait parce que bon

---

[45] On peut démontrer comment le sens apparaît à la suite d'opérations de contrariété, contradiction et implication à l'aide du carré d'Aristote. Il s'agit de nier le contraire (avec une négation restreinte) dans les cas où il n'y a que deux alternatives (ici : homme / femme). Le locuteur *ne dit pas* que la première expérience sexuelle, c'était avec un homme.
La négation est fréquente dans le discours d'aveu. A propos de ses différents types et son fonctionnement dans le discours pudique, cf. F. Péréa, 2003, "Les négations pudiques", dans *Actes du Colloque Coljec* (juin 2002), Presses Universitaires Montpellier III.

> c'est c'est quand tu te découvres après ou tu l'es vraiment mais en fait euh {pause} je {pause} je crois que je pourrais euh... {pause} enfin j'aimerais pas {pause} j'aime trop le corps de la femme quoi. Mais je suis pas contre {pause longue} si c'est avec un homme ça m'a pas manqué mais ça m'a effleuré l'esprit mais pas vivre avec quelqu'un ou tu vois devenir... Non mais si ça m'était arrivé euh {pause} par hasard machin un soir euh {pause} je sais pas c'est ce serait pas non quoi mais ça c'est pas fait et puis voilà {pause}. C'était pas grand-chose c'était se toucher quoi. Parce qu'on y connaissait rien. Ouais on y connaissait rien en plus euh on devait avoir des trucs comme ça tu sais {taille du sexe des adolescents}, c'est naze sérieux. Et lui par contre il était très {pause} il était très vicieux.

Plusieurs personnes apparaissent dans cet extrait : *je*, *tu*, *il*, *on* (ici : *je* + *il*) ; et quelques formes impersonnelles : infinitifs, présentatifs (*c'est, c'était...*), le pronom neutre *ça*, etc. On remarque que leurs emplois pragmatiques ne sont pas anodins et pointent la tension[46].
(1) Le *je* apparaît en relation avec autrui :

- en opposition à la troisième personne (*il*, *lui* ou *l'*) qui réfère au partenaire de la première expérience sexuelle. Cette personne est qualifiée "négativement" par rapport à Damien (« vraiment bi », « très malsain », « très vicieux »). Il est intéressant de noter que cette opposition ouvre (après la courte réponse à F99) et clôt le tour de parole :

> - Par contre lui, lui je pense qu'il était vraiment bi. Je l'ai revu après et très malsain.
> - Et lui par contre il était très {pause} il était très vicieux.

Si *je* et *il* ont partagé la même expérience, Damien tient à souligner que leurs optiques et leurs dispositions étaient différentes : l'un était mû par une pulsion ("incontrôlable", "involontaire", semblent la qualifier implicitement) alors que l'autre est foncièrement attiré

[46] La *tension* désigne, en sciences du langage, l'attitude (proximité – distance) de l'énonciateur à l'égard de son énoncé. D. Maingueneau note : « *Si cette distance tend vers zéro, le sujet prend totalement à sa charge l'énoncé, le* je *de l'énoncé et le* je *de l'énonciation s'identifient parfaitement. A l'inverse, si la distance est maximale, c'est que le sujet considère son énoncé "comme partie d'un monde distinct de lui-même"* », dans *Initiation aux méthodes de l'analyse du discours*, éd. Hachette université, 1976, p. 119.

par les hommes et est décrit comme un “malade” (« malsain », « vicieux »).

- en parallèle à la deuxième personne (*tu*, *te*) :

> - je trouvais ça naze en fait parce que bon c'est c'est quand tu te découvres après ou tu l'es vraiment mais en fait euh {pause}...

Le *tu* semble remplir ici une fonction de généralisation (bien que l'on puisse y voir une certaine implication) avec laquelle se rencontrent tous les possibles. Mais en fait, l'alternative est tronquée : « ou tu l'es »... ; il manque la possibilité, à ce *tu*, de “ne pas l'être” (homosexuel ? bisexuel ?). Le *je* a pris la précaution de préciser qu'il n'y trouvait aucun intérêt (« *je trouvais ça naze* »). L'énallage apparaît ici comme une véritable stratégie (consciente ou non).

- enfin, la première personne est liée à la troisième sous un *on*, dans une séquence où les personnes étaient innocentes (« on y connaissait rien. Ouais on y connaissait rien... ») et où les actes sont désignés sous une forme impersonnelle (« c'était... ») :

> - C'était pas grand chose c'était se toucher quoi. Parce qu'on y connaissait rien. Ouais on y connaissait rien en plus euh on devait avoir des trucs comme ça tu sais, c'est naze sérieux

(2) Le *je* apparaît également dans une tension dialectique avec soi-même :

> - mais en fait euh {pause} je {pause} je crois que je pourrais euh... {pause} enfin j'aimerais pas {pause} j'aime trop le corps de la femme quoi. Mais je suis pas contre {pause longue} si c'est avec un homme ça m'a pas manqué mais ça m'a effleuré l'esprit mais pas vivre avec quelqu'un ou tu vois devenir... Non mais si ça m'était arrivé euh {pause} par hasard machin un soir euh {pause} je sais pas c'est ce serait pas non quoi mais ça c'est pas fait et puis voilà {pause}.

Ce sont dans ces quelques mots que l'on retrouve le plus de marqueurs d'hésitation et d'incertitude : nombreuses pauses (8 : c'est le record dans cette interaction compte-tenu de leur proximité), syntagmes inachevés (cf. les deux premières lignes), conditionnels

(3), restrictions (not. les deux dernières lignes), formes impersonnelles et négations (qui permettent d'éviter l'affirmation directe[47]). Ces hésitations se retrouvent au plan du contenu. Le *je* se situe donc dans l'entre-deux, dans l'ambiguïté, dans un perpétuel va-et-vient que se charge de pointer la conjonction de coordination *mais* à valeur de concession ou d'opposition :

HOMOSEXUALITÉ ⇐	⇒ HÉTÉROSEXUALITÉ
En fait euh {pause} je {pause} je crois que je pourrais euh... {pause}	
	ENFIN j'aimerais pas {pause} j'aime trop le corps de la femme quoi
MAIS je suis pas contre {longue pause} si c'est avec un homme.	
	Ça m'a pas manqué
MAIS ça m'a effleuré l'esprit	
	MAIS pas vivre avec quelqu'un tu vois ou tu vois devenir non
MAIS si ça m'était arrivé [...] je sais pas c'est ce serait pas non	
	MAIS ça c'est pas fait et puis voilà

A la suite de ce tour de parole, le premier où se développe l'aveu, F et D échangent quelques brefs tours de parole où la tension décroît par la généralisation (F101, D102 et F103 – F et D s'excluent de ces cas de généralisation) et où l'on revient sur la situation (D104, F105 et D106).

47 « *je serais pas contre* » et « *ce serait pas non* » fonctionnent sur le même modèle que « *c'était pas avec une femme* ».

F101 — Heu contrairement à ce qu'on croit il paraît qu'il y a plus d'un mec qui a commencé comme ça la première fois
D102 — La première fois moi je suis pas sûr. Ce doit plutôt être du genre les histoires d'armée tout ça. Moi j'ai pas connu ça mais...
F103 — Moi non plus je suis réformé !
D104 — Moi j'ai été en pension. En fait c'est là que c'est venu
F105 — C'était mixte ?
D106 — Ben non c'était tout séparé. Les garçons à l'étage les filles {pause}

Suit alors la dernière mise au point avant le changement de thème (retour sur le thème d'une expérience sexuelle de Damien, avec une amie de sa mère, alors qu'il était adolescent) :

F107 — Et tu m'as dit que la première expérience a été importante ?
D108 — Déterminante {pause}.
F109 — Tu parlais de celle-là ?
D110 — Les deux
F111 — La première et... la Mireille
D112 — Non parce que la première elle est heu... J'estime que t'es pas dépucelé {pause} à moins de vraiment...sodomiser quelqu'un comme ça a pas été le cas et la deuxième parce que c'était trop d'un coup. C'était tout ce qui existe... enfin tout ...
F113 — La plupart
D114 — Voilà ! Et c'est... Ah ! oui j'ai même le souvenir avec la Mireille on l'a fait chez ma mère

Le *tu* réapparaît à nouveau en D112, où l'éventualité d'une sodomie est écartée avec d'autant plus de distance que le pronom représentant l'instance énonciatrice n'est plus présent. L'importance de l'expérience est alors diminuée, dans un passage où sujet de l'énonciation et sujet de l'énoncé sont disjoints : « j'estime que t'es pas dépucelé ».

Nous arrêtons là cette première approche : en effet, D revient sur des thèmes précédemment abordés et délaisse momentanément l'aveu. Lorsqu'il reviendra plus loin sur cette première expérience sexuelle (sur un incentif de F), il sera fort des mises au point déjà effectuées et la problématique sera déplacée du dilemme hétérosexualité / homosexualité au positionnement vis-à-vis des pratiques homosexuelles qu'il a connues et de celles qu'il pourrait éventuellement et potentiellement accepter. L'aveu comme positionnement de soi et l'écoute "bienveillante" de son interlocuteur ont ainsi permis à Damien de se situer et d'élargir le champ de sa personne.

Avant de poursuivre et de commenter d'une manière générale ce que nous avons remarqué, il nous semble important de procéder à une rapide analyse des termes modalisateurs et évaluatifs présents dans le tour de parole D100, tour particulièrement subjectif.

C. Kerbrat-Orecchioni[48] définit les modalisateurs comme les « *seuls procédés signifiants qui signalent le degré d'adhésion (forte ou mitigée / incertitude / rejet) du sujet de l'énonciation aux contenus énoncés* » (1997 : 118). Autrement dit, ils manifestent le rapport de l'énonciateur à son dire et le degré de proximité ou de distance qui caractérise ce rapport : les modalisateurs nous renvoient à l'*énonciation.*
Les termes évaluatifs réfèrent quant à eux à l'*énoncé*, ils sont porteurs d'un jugement, d'une appréciation de l'objet de discours.

La classe des modalisateurs comprend des adverbes, des locutions adverbiales ("tout à fait", "absolument pas"...), des verbes du dire éventuellement associés à des verbes de volonté ("c'est-à-dire", "je veux dire"...), des verbes cognitifs ("croire", "penser"...) négatifs ou affirmatifs, des verbes modaux ("devoir", "pouvoir"...), l'expression "pour moi" qui est une forme de distanciation ou encore les « phatiques » (avec lesquels le locuteur s'enquiert de l'écoute : "tu vois", "hein"...).
Les évaluatifs sont quant à eux des adjectifs subjectifs (par opposition aux objectifs), axiologiques ("grand", "loin"...) ou pas ("beau", "bon"...), des adverbes quantitatifs ("trop", "assez"...) ou temporels ("jamais", "longtemps"...), des locutions adverbiales ("rien du tout"...), des répétitions, accumulations, énumérations, des comparaisons, etc.

---

[48] C. Kerbrat-Orecchioni, 1997, *L'énonciation*, éd. Armand Colin, (éd. or. 1980).

Les deux classes de termes se rejoignent parfois et chacune d'entre elles reste ouverte, susceptible d'accueillir des éléments qui, dans tel contexte particulier, se charge d'une valeur modalisatrice ou évaluative qu'elle n'a pas habituellement. De plus, la distinction *modalisateur / évaluatif* n'est alors pas toujours aisée : C. Kerbrat-Orecchioni précise alors que la frontière n'est tracée qu' « *en vertu d'un décret terminologique relativement arbitraire* » (1997 : 118).
Nous pouvons toutefois trouver quelques indices du rapport à l'énoncé et aux objets de discours[49].
Du côté des modalisateurs, nous retrouvons de nombreux marqueurs "classiques" auxquels nous ajoutons les hésitations et pauses (car elles pointent une suspension de l'énonciation, l'indécision), les négations "pudiques" (qui, étant des défenses, évitent la prise en charge de la forme affirmative nette telle que "c'était avec un homme") et des conditionnels qui pointent une certaine incertitude au même titre qu'un "c'est pas certain".
La modalisation touche principalement l'acte homosexuel :

Le temps : - « *ça devait être* dans ces eaux-là » ;
Le partenaire : - « *je pense qu'*il était vraiment bi » ;
Soi (d'alors) : - « c'était... j'étais... pulsionnel » (hésitations) ;
L'acte passé : - « *on devait avoir* des trucs comme ça tu sais » ;
- « euh... c'est... je trouvais ça naze » (hésitations) ;
- « c'est naze *sérieux* » ;
L'acte envisageable : - « *euh {pause}* je *{pause} je crois que je pourrais euh {pause}* » ;
- « mais je suis *pas contre* » (évite d'énoncer : "je suis pour") ;
- « *je sais pas* ce ser*ait pas non* quoi » (évite d'énoncer : "c'est oui").

Les évaluations concernent pour leur part :

Le partenaire : - « *vraiment bi* », « *très malsain* », « *très vicieux* » ;
Soi (d'alors) : - « *pulsionnel* » ;

---

[49] On pourra toujours trouver d'autres marqueurs de modalisation ou d'évaluation que ceux que nous relevons, et C. Kerbrat-Orecchioni de préciser qu' « *il va de soi que toute unité lexicale est, en un sens, subjective, puisque les "mots" de la langue ne sont jamais que des symboles substitutifs et interprétatifs des choses* » (1997 : 70). D'autres éléments intéressants (les valeurs temporelles par exemple) auraient pu être analysés. Nous les délaissons pour ne pas nous éloigner trop longtemps de notre sujet.

Soi (actuel) : - « j'aime *trop* le corps de la femme » ;
L'acte passé : - « je trouvais ça *naze* », « c'est *naze* sérieux », « *pas grand chose* » ;
L'acte envisageable : - « par *hasard* » ;
- « ça m'a pas *manqué* mais ça m'a *effleuré* l'esprit » (évaluation comparative) ;
Quiconque a fait l'expérience : - « ou tu l'es *vraiment* ».

Ce tour de parole est particulièrement riche en *subjectivèmes* (C. Kerbrat-Orecchioni appelle ainsi les unités subjectives non déictiques). Ils pointent d'une manière générale :

- une évaluation critique du partenaire de la relation homosexuelle (avec une modalisation marquée par le doute sur l'éventuelle possibilité d'une relation entre ce partenaire et des femmes) ;
- une évaluation critique et atténuante de l'acte passé, avec une modalisation marquée par l'hésitation ;
- une modalisation marquée par la certitude et une évaluation positive de l'attirance du locuteur par les femmes ;
- une modalisation marquée par la difficulté de dire et la distance de l'expérience envisageable et une évaluation caractérisée par la minimisation (restrictions situationnelles, en importance) de cette expérience.

Cet extrait est marqué par une double tension : l'aveu d'une expérience homosexuelle passée d'une part et le positionnement face à la réitération de la même expérience d'autre part. Entre les deux : une conception de soi.
Il est important de souligner que l'aveu constitue une rupture dans l'histoire conversationnelle puisqu'il introduit un élément nouveau, inédit, inattendu, dont l'énonciation pourrait modifier l'état de la relation préexistant entre les interactants[50].

---

[50] Ce sont ces répercussions sur la relation, sur l'image de soi et le groupe, qui rendent l'aveu si difficile voire impossible. B. Cyrulnik écrit ainsi qu' « *il est tellement important qu'un récit social soit cohérent que pratiquement toutes les institutions même les plus généreuses, les plus nécessaires, font taire aux victimes un témoignage impensable* », dans *Un merveilleux malheur*, éd. Odile Jacob poches, 2002, p.137.

Pour comprendre l'aveu, il faut alors avoir quelques informations sur les conversations passées entre D et F. Damien n'a jamais caché son inclinaison à la concupiscence, il s'est toujours présenté, sérieusement ou avec humour, comme un jouisseur attiré par les rapports charnels avec sa femme et dont le regard aime se poser sur la gente féminine. Ce thème est particulièrement récurrent chez lui au point que l'on dit de Damien, avec humour, qu'il est un "doux obsédé". Jusqu'ici, ce chantre de la beauté féminine n'avait jamais abordé la question de l'homosexualité si ce n'est pour annoncer qu'il était partisan de la philosophie « chacun fait ce qui lui plaît ».
L'aveu que nous présentons ici constitue donc bel et bien une rupture, rupture dans le discours de Damien et de l'image de soi qui s'y lie, image mise en *je*.

Le passage présenté est marqué par un important travail intersubjectif. Les tours de parole D78 à F87 constituent une négociation du contrat d'énonciation : de quoi peut-on parler ? jusqu'où peut-on aller dans le discours sur la sexualité ? quelle est l'attente du destinataire (et en filigrane l'intention du locuteur) ? Jusqu'ici, Damien n'avait eu qu'un discours déjà connu, principalement à propos de sa relation passée avec une amie de sa mère. Seule exception en D36 où on apprend que son père a travaillé dans un sex-shop et collectionnait les magazines érotiques, où les phatiques sont nombreux, comme les minimisations et justifications[51].
Dire quelque chose de nouveau, d'inattendu de soi, c'est-à-dire accorder un prédicat inédit au *je*, suppose que l'on s'assure au préalable de la capacité d'écoute de l'autre (dans l'interaction le *je* se détermine par rapport au *tu*). L'aveu sur l'expérience homosexuelle est susceptible d'entraîner un changement dans la relation. Sitôt cet aveu prononcé (D88), F se charge d'en minimiser la portée (F89 à F93). C'est cette "détente dans la tension" qui va permettre la poursuite de l'aveu de D encouragé par F qui l'interroge sur la si-

---

[51] « D36 – Ben ouais non mais parce que mon père il bossait dans un sex shop. Mais pas longtemps **tu sais** il a fait ça euh peut-être six mois **tu sais** parce qu'il avait rien d'autre et… y'avait une place machin. Et j'me souviens je… **tu**… j'aurais dû c'est pas normal, ils auraient dû fermer les placards mais bon… J'suis tombé sur des putains de magazines enfin des trucs gores quoi. Et moi ça m'avait pas **tu sais** {pause} **tu sais** je fermais pas les yeux quoi. Mais je comprenais pas tout. Je devais avoir huit ans. »

tuation de l'événement. Que ce soit pour le résumé de l'aveu ou pour sa reprise développée, l'interlocuteur a toujours (ici, surtout en amont) une part active.
Je peux(t) me dire si *tu* es(t) prêt à l'entendre.

Le résumé de l'aveu et l'aveu lui-même sont fortement marqués par des hésitations, des pauses, des reprises : la parole est difficile. Le *je* est chargé de représenter l'identité du locuteur face à l'autre. Et l'identité (nous y reviendrons) est censée être homogène et durable ; toute modification vient alors se poser comme une remise en cause. Dans ce cas précis, cette remise en cause est liée aux interactions passées sur la sexualité, lesquelles avaient jusqu'alors vu un *je* de Damien présenté comme un amoureux des femmes (nous avons précisé que son discours sur ce sujet était si récurrent qu'il était devenu un trait caractéristique du personnage). La question est de savoir alors comment énoncer la différence, la rupture, sans détruire la cohérence du *je*. Nous en trouvons ici quelques exemples.
D'abord, le *je* est opposé au *il* caractérisé par sa différence en partie rejetée, critiquée (« malsain », « vicieux »). Notons que cette différence à laquelle Damien s'oppose (« par contre lui, je pense qu'il était vraiment bi ») semble le caractériser par la suite ! On pointe ici comment le jeu des pronoms est complexe puisque ce *il* refusé semble en accueillir d'un *je* difficilement acceptable. Cet emploi du *il*, en une sorte de projection dans sa forme la plus poussée, est fréquent : nous le retrouvons chez les alcooliques qui ont toujours en exemple un tiers qui boit plus, qui vomit et titube, sur lequel doit se cristalliser la stigmatisation.
Ensuite, un *tu* survient, particulièrement ambigu. Apparaissant dans une séquence où la modalisation marque une certaine distance, il est difficile de concevoir que ce *tu* est implicatif. Il procède plutôt d'une généralisation et réfère à tous les hommes ayant eu un jour une expérience homosexuelle et découvrant par la suite si celle-ci n'était qu'un "accident" ou au contraire une inclinaison "vraie" (« vraiment »). Mais il faut souligner que le second terme de l'alternative n'est pas énoncé : c'est « ou tu l'es vraiment » ou... rien. Dès lors, ce *tu* semble être "contraint" au choix homosexuel. C'est d'ailleurs la deuxième personne qui, plus loin et

après hésitation, sera chargée de représenter l'homme hypothétique acceptant de réitérer l'expérience : « D142 — Mais y'a rien c'est... c'est l'acte pour moi euh... le mec il te suce que ce soit une femme ou un mec c'est pareil ».
Les relations ayant existé entre *je* et *il*, que l'on retrouve sous le *on*, sont minimisées (ils n'y « connaissaient rien », les organes sexuels étaient insuffisamment développés pour que quelque chose "d'important" ait pu avoir lieu), et critiquées (« naze »).
Le *il* et le *tu* sont du côté de l'homosexualité.

Le *je*, au contraire, joue de l'ambivalence qui va atténuer la rupture, l'incohérence de la personne. La seule certitude de Damien concerne son attraction pour le corps de la femme (continuité). Cependant, le *je* pourrait (le conditionnel a son importance dans le texte) dans certaines circonstances hypothétiques et avec quelques restrictions[52], avoir des relations sexuelles avec un autre homme. Dans ce cas, on assiste non pas à une remise en cause de l'identité du *je*, mais à une excroissance prudente de celui-ci, à une sorte d'élargissement circonspect (hésitations, restrictions, contradictions, conditionnels...) du champ de la personne.

En résumé, on peut écrire que le *je,* représentant dans le discours de la personne, se doit de conserver une certaine cohérence (sous peine de faire passer le sujet pour un dérangé, un fou). Cette cohérence, que l'on peut aussi nommer identité, se soutient et se travaille dans le rapport à autrui (en ce sens, elle est accentuée en tel ou tel point selon les circonstances, l'interlocuteur). Enfin, on remarque qu'elle est étayée par un travail stratégique du *je* qui doit se défendre face à la rupture et en appelle à des *tu*, des *il*, etc., différents mais en même temps constitutifs de soi-même en ce sens qu'ils sont autant de lignes de démarcation (c'est surtout le cas ici), ou de conjonction.

---

[52] Pour D, la pudeur liée à l'aveu a sa limite : « D112 — [...] j'estime que t'es pas dépucelé {pause} à moins de vraiment sodomiser quelqu'un comme ça n'a pas été le cas ».

4. Désigner sa personne dans l'énoncé

• Remarques liminaires

Images de soi

Posons avec Benveniste[53] un cadre général :

> « Toute énonciation est, explicite ou implicite, une allocution, postule un allocutaire. [...] L'acte individuel d'appropriation de la langue introduit celui qui parle dans sa parole. [...] C'est d'abord l'émergence des indices de la personne (le rapport *je-tu*) qui ne se produit que dans et par l'énonciation : le terme *je* dénotant l'individu qui profère l'énonciation, le terme *tu*, l'individu qui y est présent comme allocutaire » (1974 : 32).

L'auteur souligne ainsi deux points capitaux.

(1) Sitôt qu'un individu prend la parole, il s' « introduit » dans celle-ci, s'y inscrit, y laisse sa trace. Dès lors, on ne peut concevoir que l'image de soi dans le discours se limite à un énoncé descriptif de soi-même. Ruth Amossy[54] écrit ainsi, à propos de l'*ethos* (terme hérité plus qu'emprunté à la Rhétorique aristotélicienne par les pragmaticiens pour désigner cette image de soi) : « *Il s'agit de la représentation du locuteur qui se dégage, non seulement de ce qu'il énonce, mais aussi des modalités de son énonciation, des postures qu'il adopte, de son style* » (1999 : 4ème de couverture).

(2) Cette image de soi est fonction de l'allocutaire et, dans la situation d'interaction, dépend d'autres images, comme le pointe M. Pêcheux[55] :

- image de A pour A (« qui suis-je pour parler ainsi ? ») ;
- image de A pour B (« qui est-il pour que je lui parle ainsi ? ») ;

---

[53] E. Benveniste, 1974, *Problèmes de linguistique générale 2*, éd. Gallimard, coll. "tel".

[54] R. Amossy et alii, 1999, *Images de soi dans le discours. La construction de l'ethos*, éd. Delachaux et Niestlé.

[55] M. Pêcheux, 1969, *Analyse automatique du discours*, éd. Dunod.

- image de B pour B (« qui suis-je pour qu'il me parle ainsi ? ») ;
- image de B pour A (« qui est-il pour qu'il me parle ainsi ? »)...

Nous pouvons ajouter des pointillés car la liste est ouverte (par exemple : image de A pour B selon A du type « quelle image se fait-il de moi ? »). Ainsi, si ces divisions et subdivisions nous renseignent sur la complexité du phénomène, elles rendent la tâche ardue et deviennent peu manipulables. Nous résumerons alors la problématique à un questionnement relatif à une image de soi travaillée par la présence (réelle ou imaginée) de l'autre et fonction des représentations que chacun s'en fait.

Mais d'abord, une image de qui ? de quoi ? de celui qui énonce ? de la personne de l'énoncé ?
Certains éléments de réponse peuvent provenir des travaux de O. Ducrot et de la théorie de la polyphonie et des instances discursives[56]. L'auteur distingue *l'être parlant*, empirique, élément de l'expérience, du *locuteur*, élément du discours et en même temps responsable de son énoncé d'une part, des *énonciateurs* d'autre part, « *censés s'exprimer à travers l'énonciation sans que pour autant on leur attribue des mots précis* » (1984 : 204). Le parallèle est fait avec la triade de la narration chez D. Genette : l'être parlant correspond à l'auteur (responsable de la narration, de l'écrit), le locuteur au narrateur (qui prend à sa charge le « discours narratif ») et l'énonciateur au focalisateur à qui le locuteur emprunte son point de vue. O. Ducrot porte l'accent sur le locuteur et l'énonciateur, délaissant l'être parlant, et montre comment ceux-ci peuvent ou non être discordants comme c'est le cas, par exemple, avec l'ironie. Dans ce cas, « *l'*ethos *est rattaché à L, le locuteur en tant que tel : c'est en tant qu'il est source de l'énonciation qu'il se voit affublé de certains caractères qui, par contrecoup, rendent cette énonciation acceptable ou rebutante* » (1984 : 201).

Etant confronté à la parole de l'alcoolique (et son déni) et à l'aveu, nous nous concentrerons sur les rapports entre « sujet parlant » et

[56] O. Ducrot, 1984, *Le dire et le dit*, éd. de Minuit.

« locuteur » plutôt que sur les liens entre « locuteur » et « énonciateur ».
Nous placerons ainsi l'accent sur ce que nous appellerons le lien sujet / personne et les indices de cette dernière, dans le discours. Dès lors, nous envisagerons la *circonscription* de soi, que nous considérons comme phénomène constitutif et participant de l'image de soi.

La circonscription de la personne
Pour se dire, s'inscrire comme sujet (grammatical) ou objet dans son discours et s'y représenter, l'énonciateur dispose de pronoms personnels.
Est-ce dire que le pronom (nominal par exemple) équivaut à celui qui énonce ? C'est faire preuve d'une confiance commune et infondée dans les propriétés du langage. Comme le mot n'est pas la chose, le pronom n'est pas celui qui parle, et ce dernier se laisse difficilement définir, mettre en mots justement.
Nous proposons de nous approprier certains termes désignant “celui qui parle” chez Benveniste, en une lecture qui nous sera peut-être propre.

> « L'installation de la “subjectivité” dans le langage crée, dans le langage et croyons-nous hors du langage aussi bien, la catégorie de la personne » (1966 : 263).
> « La langue fournit l'instrument d'un discours où la personnalité du sujet se délivre et se crée, atteint l'autre et se fait reconnaître de lui » (1966 : 78).
> « Quand je sors de “moi” pour établir une relation vivante avec un être, je rencontre ou pose nécessairement un “tu”, qui est, hors de moi, la seule personne imaginable » (1966 : 232).

La *personne* benvenistienne s'éprouve par contraste. Elle est fondée dans la rencontre et soumise à la reconnaissance par l'autre d'une part, et à la subjectivité (les marques de l'énonciateur dans l'énoncé) d'autre part. La personne est ainsi ce qui distingue l'un de l'autre, en ce que cet un et cet autre se reconnaissent comme différents, dans l'entre-deux donc, et dans le langage ou plus exactement dans son actualisation en discours dans lequel la personne est représentée, en représentation sous le *je* face au *tu*. Le *je* apparaît donc comme la trace de cette personne, une trace ponc-

tuelle et liée à autrui, à un moment donné, dans une situation d'énonciation donnée, une sorte d'identification à soi-même circonstancielle.
« *Un "tu", qui est, hors de moi, la seule personne imaginable* » : le *moi* et la *personne* semblent être ici synonymes, tout du moins équivalents. Ainsi, le "moi" benvenistien –traduit par *ego* en langue anglaise empruntant au latin– s'inscrit dans le domaine de l'imaginable, du concevable. Il procède non pas de la "corrélation de personnalité" (qui distingue les personnes des non-personnes) mais de la "corrélation de subjectivité" qui instaure la frontière entre le *je* et le *tu* (p. 235).
Le signifiant « moi », chez Benveniste, ne manque de nous interroger. C'est que le terme renvoie dialogiquement à la théorie psychanalytique que l'auteur interroge par ailleurs ("Remarques sur la fonction du langage dans la découverte freudienne", 1966 : 75-87).
Mais ainsi présenté dans son caractère « imaginable » le terme *moi* relègue (nous semble-t-il) son acception à la première topique freudienne (où il est délimité, *grosso modo*, par les frontières du système conscient - préconscient) ou au discours philosophique où il relève de l'intuition phénoménologique qu'un sujet a de lui-même. Or, si l'on décide d'interroger le Moi tel que le conçoit Freud, on observe qu'après 1920 apparaît la seconde topique au sein de laquelle il apparaît au côté du "ça" et du "surmoi" et qu'il est désormais en partie (importante) inconscient.
Ce Moi, de la seconde topique, semble plus correspondre à ce que Benveniste appelle « individu »,

> « Car ce qu'on appelle inconscient est responsable de la manière dont l'individu construit sa personne, de ce qu'il y affirme et de ce qu'il rejette ou ignore, ceci motivant cela » (1966 : 87).

bien que cela n'ait rien de systématique, Benveniste employant quelquefois "moi" et "individu" avec des sens très proches :

> « tout homme se pose dans son individualité en tant que moi » (1974 : 67)

Il n'en reste pas moins que Benveniste relie la problématique de la subjectivité et de l'image de soi à la « découverte freudienne » :

> « En première instance, nous rencontrons l'univers de la parole, qui est celui de la subjectivité. Tout au long des analyses freudiennes, on perçoit que le sujet se sert de la parole et du discours pour se "représenter" lui-même, tel qu'il veut se voir, tel qu'il appelle l' "autre" à le constater. [...] Du seul fait de l'allocution, celui qui parle de lui-même [...] finalement s'historise en cette histoire incomplète ou falsifiée. Le langage est donc utilisé comme parole, converti en cette expression de la subjectivité instante et élusive qui forme la condition du dialogue » (1966 : 77-78).

La *subjectivité* est alors un phénomène complexe. Habituellement, en science du langage, elle désigne les marques que l'énonciateur laisse de lui-même dans le discours (la fameuse "présence du sujet parlant") ou la tonalité singulière qu'il donne à ce dernier. Mais nous pouvons également concevoir la subjectivité dans sa dimension « élusive », comme un phénomène qui escamote, détourne habilement, voire « falsifie » une part de l'individu (nous accordons ici une acception très large au signifiant *individu*, le considérant dans sa dimension consciente, mais aussi inconsciente).

Que reste-t-il dès lors de notre pronom ?
En vertu d'une lecture personnelle, d'une convention arbitraire[57] et par commodité, nous considérerons désormais que :

- le *je* représente la *personne* dans l'énoncé ;
- la *personne* est une actualisation circonstancielle du *soi* qui est ce que le Moi (de la seconde topique) va produire pour se représenter lui-même en conscience.

C'est dire que la *personne* est le lieu où se joue, en situation, la *circonscription de soi* (du latin *circumscribere*, "tracer un cercle autour, délimiter") par le biais du pronom, dit, écrit, qui est une véritable *incision* dans le réel, qui indique les délinéaments de la personne, ce qui "en est", et ce qui "n'en est pas", ce que s'y rapporte et ce qui en est exclu, en "tampon" entre *moi* et allocutaire.

---

[57] Mais qui recouvre en grande partie la définition de Benveniste.

• La circonscription des personnes

La circonscription de la personne du buveur

L'alcoolique[58] discourant sur l'alcool expose une image de sa personne, une image circonstancielle et spécialisée (elle définit la personne dans son rapport à l'alcool). Nous avons précisé que le type d'alcoolisme avec lequel nous avons affaire est caractérisé par le déni :

> « Car c'est un bon vivant, qui cherche la compagnie, boit en société, et n'éprouve aucune culpabilité. L'idée ne lui viendrait pas qu'il puisse souffrir d'un mal quelconque. Il n'est pas le client des psychiatres et des psychologues, pas plus qu'il ne s'adresse spontanément pour se soigner ou se libérer aux groupes d'anciens buveurs. Lorsque ça tourne mal, au bout de quinze à vingt années de consommation, lorsque, guetté par la mort, il sera frappé par l'une ou l'autre des maladies induites par l'alcool, c'est à l'hôpital général qu'il aura à faire » (M. Legrand[59], 1997 : 42).

Un homme boit exagérément et de façon morbide, nous parle de sa consommation et nous dit que tout va bien, ou plus exactement, son image laissée dans le discours ne le laisse pas supposer alcoolique. Pourquoi ? Parce que cette image est circonscrite, délimitée, travaillée, de manière à ce que soient exclus les éléments négatifs porteurs de stigmatisation.

Du point de vue du pronom, on observe que le *je* ne prend à sa charge que les consommations ordinaires et partagées avec d'autres (le *tu* implicatif et / ou de généralisation vient souvent renforcer cet effet). L'ivresse (qui est un comportement qui peut être stigmatisé) et la consommation d'alcool excessive sont toujours renvoyées vers une tierce personne (un *il* identifiable ou pas) ou, par généralisation, à tout le monde (du point de vue des pronoms, nous avons ici récurrence du *on*).

La circonscription de la personne consiste à tracer autour du *je* une limite, une frontière, à l'intérieur de laquelle se place le sujet et où

---

[58] L'alcoolique dont il est question dans les lignes qui suivent est prototypique, exemplaire, un artefact.

[59] M. Legrand, 1997, *Le sujet alcoolique, essai de psychologie dramatique*, éd. Desclée de Brouwer, coll. "re-connaissance".

l'histoire de la rencontre avec l'alcool ne peut être qu'anodine et / ou partagée. Lors, l'alcoolique ne racontera pas ses ivresses "litigieuses". Mais un autre phénomène nous montre comment on peut parler de soi, dire le honteux, sans pour autant remettre en cause cette circonscription de la personne. Ce cas, nous l'avons rencontré sous sa forme la plus exemplaire avec la « recette » de P pour devenir alcoolique. P nous raconte son histoire, comment il en est venu à (trop) boire, comment l'alcool délie les liens de son mariage, sans employer le *je* et en lui substituant un *tu*. Dès lors, ce *tu* ne peut plus seulement être considéré comme un *tu* implicatif : il est intéressant à être *non-je*, c'est-à-dire à permettre de ne pas remettre en cause la circonscription de la personne. Ce "détournement" de la personne, peut aussi être effectué avec un *il* : « un mec qu'est alcoolique, il va pas arrêter de boire ». Le locuteur peut également "diluer" sa responsabilité dans un ensemble plus vaste en utilisant un pronom extensif, de généralisation, référant à *je* + les autres[60].
La circonscription de la personne apparaît comme un phénomène constitutif de l'image de soi, mais aussi nécessaire à la modification de cette image. Ainsi, P après en être passé par le *tu*, par le *il*, par le *on*, c'est-à-dire après avoir exclu de la circonscription du *je* tout prédicat stigmatisable et posé un cadre très général, va –enfin– pouvoir se dire "alcoolique" (c'est-à-dire : comme tout le monde) et travailler cette image de soi : le *je* réapparaît pour se distinguer d'un *il*, dans une opposition "alcoolique" (à la consommation acceptable, normale ; tout au plus un gros buveur) / "rond" (l'ivrogne honteux, vomissant ; toujours une non-personne d'interlocution).

A travers les pronoms (mais ils n'en sont pas les seuls indices) et leurs emplois particuliers (et il y en a d'autres) nous voyons l'impossibilité pour le locuteur de dire "je suis alcoolique[61]", ou "j'ai un problème avec l'alcool", c'est-à-dire l'impossibilité d'assumer en (pro-)nom propre les connotations négatives de ces deux définitions de soi.

---

[60] Cela permettait à P d'affirmer que 9 habitants du quartier sur 10 étaient alcooliques.
[61] Si ce terme signifie un buveur "pathologique".

Circonscription du désir de la personne de Damien

Rappelons dès le départ que l'interaction s'est déroulée et a été enregistrée à la demande de Damien. L'aveu auquel nous nous sommes attaché constituait –Damien le dira plus tard– la raison de cette demande. Nous sommes ici dans un cas où il y a aveu, où va être annoncée une expérience qui va modifier l'image de soi.

Résumons *grosso-modo* la situation. Damien s'est toujours présenté (et avec insistance) comme un amoureux du corps des femmes et un "hétérosexuel exclusif". Dans le passage en question ici, il va élargir la circonscription de sa personne, du *je*, pour accueillir (avec prudence, hésitations, mises au point), une expérience et des désirs homosexuels.

Le résumé de l'aveu (au sens que Labov donne à "résumé[62]") ne contient pas de marque de la personne (« rapport à la première expérience sexuelle {pause} c'est pas avec une femme »). Le présentatif *c'est* est, du point de vue de la subjectivité, un indice de la transparence : l'énonciateur ne laisse aucune trace personnelle dans l'énoncé. La première personne apparaît avec le pronom possessif *mon*, (« voilà mon scoop ») mais il s'agit moins de l'aveu lui-même que d'un commentaire sur le statut inédit de l'énoncé.

Le tour de parole D100, qui développe cet aveu, est particulièrement intéressant. On remarque que la première personne est d'abord déterminée par ses relations frontalières avec les autres.

Tout d'abord, *je* n'est pas comme *il*, c'est-à-dire le partenaire de l'expérience, lequel est critiqué dans sa sexualité « malsaine ». Ce *il* représente une bisexualité qui implique ici une prise en charge de l'homosexualité. Par la critique et la distance, *je* se distingue de *il*, donc, n'est pas « vraiment » homosexuel.

Frontière également, en partie seulement perméable, avec un *tu* de généralisation qui réfère à tous ceux qui ont eu la même expérience. Ce pronom permet de ne pas assumer seul les actes et les désirs qui, singuliers, seraient plus difficiles à prendre en charge. Mais le *tu* qui est inscrit dans une alternative ("ou tu l'es, ou tu l'es pas") dont il manque le second terme ("tu l'es pas") se trouve ainsi

[62] Le *résumé* a pour objectif de provoquer la réaction du destinataire : elle permet au narrateur d'évaluer les dispositions de l'allocutaire et de susciter l'intérêt.

du côté de l'homosexualité. Le *tu* n'est pas comme le *je*[63]. Ce *tu*, d'ailleurs, apparaîtra plus loin dans une séquence où est écarté l'inconcevable pour Damien : la pénétration anale.
Si *je* s'oppose à *il* comme celui-ci est « malsain », il est aussi –le récit l'impose– lié à celui-ci dans l'énoncé de leur rencontre. Un *on* est chargé de représenter cette conjonction. Mais dès lors, l'acte est minimisé, rendu anodin.
Tu, *il* et *on* déterminent ainsi les frontières d'exclusion, de voisinage, ou les lieux d'inclusion dans la circonscription de la personne actualisée.

La question reste alors de savoir ce qu'il reste au *je*, ce qu'il assume, ce qu'il prend en charge. Le pronom à la première personne du singulier apparaît dans les séquences où l'acte sexuel est critiqué. Mais il apparaît également dans des passages ambivalents marqués par la tension du travail de la circonscription. Il ne s'agit pas d'une remise en cause radicale : il n'y pas de passage de l'image d'une personne exclusivement hétérosexuelle à une autre (la même dans le renversement des valeurs) exclusivement homosexuelle. Il s'agit plutôt d'une extension prudente de l' "image sexuelle" de cette personne assumée et inscrite dans les séquences où il est question de l'amour des femmes mais prudente et incertaine quant à l'éventualité d'un autre rapport avec un homme.

Ego, alter, aliud et les substitutions
Nous voici arrivé au cœur du problème. Le *je* n'est pas le Moi (de la seconde topique). Le *je* est le représentant d'une personne, une « position ». Une position de soi par rapport à autrui (à l'autre personne grâce à qui je dis *je* : *tu*) ; une position de soi par rapport à soi-même (le *même* qui étaye l'identité et qui se maintient dans la parole tenue, l'énoncé concordant, dans l'*ipsé*[64]) ; une position, encore, circonstancielle, dans une situation donnée : l'image de la personne (mise en *je*) varie d'une interaction à l'autre quand bien même la personne doit toujours sembler la même.

---

[63] Certains pourront voir dans l'absence du second terme de l'alternative du *tu* de généralisation, la marque du désir du locuteur.
[64] P. Ricœur, 1990, *Soi-même comme un autre*, éd. Point / Seuil, coll. "Essais". Nous y reviendrons dans la seconde partie.

Les trois personnes (les deux premières interlocutives et la non-personne interlocutive) sont chacune à la fois :

- *ego*[65], c'est-à-dire en identification à soi-même, dans un effet d'identité ;

- *aliud*, c'est-à-dire, selon l'étymologie : le différent, l'adversaire, le contraire ou encore ce qui est en reste, en marge de soi-même. L'aliud est ainsi la figure de l'étranger, du radicalement différent, le point de rupture de l'échange dans sa forme la plus extrême[66] ;

- *alter*, sorte de tiers médian entre l'ego et l'aliud, l'autre, le différent acceptable comme il ne remet pas en cause l'ego et même s'inscrit dans le lien à celui-ci.

Nous nous concentrons sur le cas de la personne de l'énonciateur. Ainsi, on peut dresser de manière schématique les grandes lignes de ces trois figures pour les personnes des corpus :

> • Personne de l'alcoolique discourant sur l'alcool :
> - *ego* : buveur ordinaire ;
> - *alter* : les écarts de conduites, ivresses un peu sauvages qualifées d'exceptionnelles ;
> - *aliud* : le soûlard, le « rond » pour reprendre le mot de P.
> • Personne de Damien sur le discours sur le choix sexuel :
> - *ego* : amour des femmes, de leurs corps ;
> - *alter* : attraction passagère, accidentelle, hypothétique ;
> (c'est sur le statut de cet alter et ses liens à l'ego qu'apparaissent les hésitations dans le discours de Damien)
> - *aliud* : homosexualité "radicale", caricaturée négativement dans les extraits et refusée.

L'*ego*, l'*alter* et l'*aliud* sont, à différents niveaux, avec différents statuts, consciemment ou inconsciemment, co-présents et constitutifs de l'énonciateur. Ainsi, ce que l'alcoolique refuse sous l'*aliud*, l'alcoologue le diagnostique ou encore, ce que Damien stigmatise sous l'*aliud*, c'est un désir homosexuel refusé au moment de l'aveu

---

[65] Ego : la forme latine se veut distinctive du moi (en psychanalyse, en philosophie). Il désigne le *je*, le *moi* (pronom) comme on s'y identifie et l'assume pleinement.

[66] Cf. l'*Autre* chez J. R. Ladmiral et M. Lipianski, 1989, *La communication interculturelle*, éd. A. Colin, § "Identité et communication".

mais qui, après ce dernier, sera de plus en plus considéré et accepté[67].

L'image de soi a donc pour base une circonscription de la personne entre ces trois figures. Par essence et dans la situation d'interaction, le *je* doit en principe se confondre à l'*ego*, puisque chacun d'entre nous est travaillé par un effet d'identité, d'homogénéité. Au moment où il parle, l'énonciateur doit s'identifier à son *je* (sauf cas du mensonge ou de la pudeur) mais cet effet d'identité que certains qualifieraient d'illusoire n'anéantit pas pour autant l'hétérogénéité que nous pointons sous les termes pratiques des trois figures qui ne constituent qu'une métaphore théorique (pratique) parmi d'autres[68]. Cette "trinité" métaphorique a pour nous deux avantages : elle permet de pointer l'hétérogénéité de l'énonciateur (face à celle de son allocutaire, par rapport à celle de la troisième personne), et de montrer comment la circonscription de la personne s'opère via le pronom, dans ces entrelacs. Autrement dit, on peut pointer comment l'énonciateur délimite la circonscription de sa personne entre les figures (ainsi, au moment de l'aveu, Damien ne peut soutenir une image de sa personne s'accordant de l'homosexualité et la projette comme "étrangeté" sur le *il*) mais aussi comment cette personne peut s'approprier des traits d'autrui.
Pour résumer : *je* en exclut de sa personne (qu'il refuse ce "en", le cache à autrui, qu'il soit inconscient, etc.) et en intègre, en récupère des autres. La personne dans l'énoncé est cet amalgame, cette transaction. La personne de l'énonciation y correspond parce qu'il faut bien croire que l'on est ce qu'il y a sous ce *je*, sous peine d'être considéré ou se prendre pour fou, hors les cas de mensonge bien sûr.
Mais nous ne voulons pas faire, à partir de cette formule pratique, un travail de théorisation complexe et détaché de ce que nous avons observé. Nous terminerons donc par un retour sur les mas-

[67] Dans l'interaction, le travail de circonscription que nous présentons en l'articulant par commodité à ces trois figures se fait en fonction d'un climat socio-relationnel tel que le décrit par exemple E. Goffman avec les *façades*. Nous y reviendrons également en seconde partie.
[68] Et F. Dolto de dire : « *Je me demande même si tout système théorique n'est pas un système métaphorique donc subjectif pour celui qui émet la métaphore* », dans un entretien avec A. Hess, dans *Les analystes parlent*, éd. Belfond, 1981, p. 106.

ques pronominaux en distinguant deux types d'opérations qui soulignent ce travail de circonscription.
Ainsi, dans la circonscription de la personne, on découvre certains jeux de pronoms[69] :

• Le *détournement positif* consiste en la substitution d'un pronom excluant l'instance énonciatrice par le pronom de la première personne y référant. On obtient ainsi un glissement d'une deuxième ou troisième personne grammaticale au *je* : il y a appropriation. Il en a été ainsi lorsqu'un voisin a annoncé : « *j'ai monté une cloison dans la pièce principale pour faire une chambre de plus* » alors qu'un professionnel était chargé de l'entreprise. Le strict respect des personnes aurait conduit à « il a monté une cloison... » ou, avec une périphrase : « j'ai fait monter une cloison par un maçon... ».

• L'*extension positive* désigne les cas où le sujet s'inclut dans un pronom pluriel sujet d'un prédicat qui ne peut lui être accordé en propre, en personne (passage du *ils, il, tu...* au *nous, on*). L'exemple évident concerne le téléspectateur d'une partie de football qui annonce « *On a gagné* ». Plus caractéristique, cet extrait de la copie d'un étudiant répondant à une question sur le concept de politesse chez Brown et Levinson : « *Nous postulons avec Goffman qu'il y a une face et un territoire* ».

• Le *détournement négatif* caractérise les séquences où il y a retrait de la première personne (passage du *je* au "non-je"). Nous l'avons pointé avec les extraits de l'alcoolique et pouvons citer pour mémoire : « *Ils boivent comme toi tu bois* » ou chez Damien « *le mec il te suce* ». Pour le registre du "caché", nous pouvons interroger l'enfant fautif qui annonce « *elle a cassé le verre* » en désignant sa sœur.

• L'*extension négative* procède de la "dilution" de la première personne dans un ensemble de personnes (passage du *je* au *nous, on...*). Ici encore, c'est l'alcoolique qui nous en donne un exemple probant : « *on est tous plus ou moins alcoolique* ».

Nous n'avons pas la prétention de cerner avec quatre catégories l'ensemble des cas de masques pronominaux. Extensions et détournements permettent de pointer comment un travail subjectif

---

[69] Nous donnons d'autres exemples que ceux déjà cités pour ce modèle plus général.

conduit l'énonciateur à écarter de sa personne[1] certains prédicats et attributs (substitutions négatives), et de lui en créditer d'autres empruntés par ailleurs (substitutions positives).
Nous ne pouvons alors que nous inscrire en accord avec les conceptions d'une personne se constituant dans et par le langage, et les approches soulignant comment toute personne est redevable aux autres d'une partie d'elle-même en même temps qu'elle se dépossède de certains "attributs".

Rappelons pour terminer que les quatre opérations n'empêchent pas, par ailleurs, d'autres valeurs substitutives telles que l'implication de l'allocutaire (par énallage avec le *tu*[2]) ou la prise de distance objective (*je* devient *il* par exemple)... Elles sont même concurrentes avec celles-ci.

---

[1] Telle que nous l'avons définie.

[2] Qui fait se confondre les deux egos (de la première et la deuxième personne) comme point ultime de la communication qui suppose qu'il y ait quelque chose en commun (cf. entre autres J. R. Ladmiral et M. Lipianski, 1989 ; op. cit.).

Seconde partie

Je, soi, personne

Le jeu des pronoms personnels montre comment le locuteur s'inscrit dans l'énoncé en rapport à autrui, en une image de soi circonstancielle et circonscrite. On considère traditionnellement que le *je* représente celui qui parle dans l'énoncé[1]. Nous avons vu, avec les énallages et les formes plurielles que nous regroupons sous l'expression "masques de la personne", que tous les pronoms peuvent, à un moment donné et d'une manière qui n'est pas anodine, référer à l'énonciateur.
Je et *autres* (pronoms) : particules dans l'énoncé.
Mais quand quelqu'un parle, il ne distingue pas à l'ordinaire le représentant de sa personne dans le discours de ce qu'il est. Autrement dit, pour en revenir au *je* : il ne distingue pas une entité linguistique d'une entité psychologique. Sauf cas du mensonge ou de la pudeur, le pronom est censé représenter fidèlement celui qui parle.

Cette seconde partie s'attache à l'aspect psychologique de la personne (qu'elle devra alors définir dans cette perspective) en s'interrogeant sur l'individuation et l'apparition du *je*, les rapports à autrui, l'effet d'identité et d'homogénéité que supporte le pronom personnel de la première personne, le lien à la culture et enfin, sur l'altérité du sujet parlant et sur ses masques. Elle conduit vers une distinction entre : *soi*, *personne* et *je*.

La conclusion finale aura alors pour fonction de réunir ce que nous distinguons pour la clarté du propos mais qui ne peut être, en réalité, désuni : les "aspects" linguistique et psychologique de ce sujet parlant mis en discours.

---

[1] Certes, d'autres mots permettent de se désigner (titres, liens de parentés, etc.) mais ceux-ci "spécifient" la personne alors que le *je* est censé la représenter toute entière.

1. Individuation, relations et apparition du *je*

> « Tout le développement génétique de 0 à 3 ans permet à l'enfant d'homme de construire ce que depuis Freud on nomme : un Moi. Cet enfant de 3 ans marche, contrôle ses sphincters, et parle. Il se connaît différent des autres, conscient de ses possibilités, de ses désirs et utilisant son langage à des fins très diverses ».
>
> Annie Anzieu[73]

Nous proposons ici quelques étapes déterminantes dans l'ontogenèse, étapes sur le chemin de l'individuation c'est-à-dire de la conscience de soi et de la possibilité de se dire avec les structurations psychologiques que cette conscience entraîne[74]. Ce premier chapitre se veut alors une exploration préliminaire à partir de laquelle nous dégagerons quelques pistes conduisant à la personne et ses relations à autrui.

Les activités qui vont permettre à l'enfant de forger son autonomie et ainsi, présider à l'avènement de la personne et de l'image de soi sont nombreuses. Ainsi : le portage ou la maîtrise de la motricité et tout particulièrement de la marche (grâce à laquelle l'enfant va vers les choses, explore son environnement, commence à gérer la séparation, notamment avec la mère…).

Il est impossible de cerner en quelques pages l'étendue des phénomènes conduisant à l'individuation. Nous préférons alors procéder par touches en portant l'accent sur quelques moments ou phénomènes, en premier lieu sur les prémisses du langage.

[73] A. Anzieu, 1989, "De la chair au verbe : mutisme et bégaiement", dans *Psychanalyse et langage, du corps à la parole,* ouvr. coll. sous la direction de D. Anzieu, éd. Bordas. (éd. originale : 1977).

[74] En d'autres termes, nous entendons par *individuation* la conscience que l'on peut avoir de soi comme individu, personne à part entière.

• Prémisses du langage, prémisses de la personne

Brailler, gazouiller

L'enfant vient de naître. Il a quelques heures. Dans le berceau, dans la chambre maternelle, il dort. Dans quelques instants, sa mère sera réveillée par l'enfant qui braillera fort. Elle sourira peut-être, se lèvera, prendra le nourrisson et lui présentera son sein. Il s'y collera, tétera, se taira.

Acceptons que cette production vocale soit due à la faim. A cet âge, les expressions se résument à « *des cris, des pleurs, des sons végétatifs et réactionnels de malaise et d'inconfort* » (B. De Boysson-Bardies[75], 1996 : 247). Le nouveau-né n'en est peut-être qu'au début de son développement neurologique (extra-utérin) mais l'essentiel est là : son instinct le pousse à subsister. Notons dès à présent que seules les lèvres et la bouche du petit de l'homme lui permettent d'adopter un comportement qui, bien qu'involontaire, est indispensable à sa survie. Un instinct donc, une sorte de stimulation pulsionnelle liée ici à la faim.

Dans *Pulsion et destin des pulsions*[76], S. Freud distingue la pulsion (ou besoin...et désir) de l'excitation. La pulsion trouve sa source à l'intérieur de l'organisme et non à l'extérieur. La fuite est alors impossible. A l'inverse, on peut se soustraire d'un mouvement, d'un déplacement, à une excitation. La distinction a son importance puisque « *la substance perceptive de l'être vivant aura ainsi acquis dans l'efficacité de son activité musculaire un point d'appui pour séparer un "dehors" d'un "dedans"* » (S. Freud, 1996 : 15).

Le système nerveux a pour fonction d'écarter les excitations et les pulsions qui créent une tension psychique. Le nirvâna est alors un état de non-excitation. La tension est déplaisante (stressante, énervante) et son éradication un plaisir. C'est cela le principe freudien de "plaisir-déplaisir". Si l'excitation (extérieure) peut être annulée par une soustraction musculaire, la motricité n'a aucun effet sur les pulsions qui agissent "de l'intérieur". Pour ces dernières alors, un

---

[75] B. de Boysson-Bardies, 1996, *Comment la parole vient aux enfants*, éd. Odile Jacob.

[76] S. Freud, 1946, "Triebe und Triebschickale", dans la revue *Imago*, Londres. Traduction française à laquelle nous référons ici : 1996, "Pulsion et destin des pulsions", dans *Métapsychologie*, éd. Folio.

seul plaisir ou plus exactement une seule voie vers celui-ci : la satisfaction.
Le nouveau-né a faim. Il perçoit la tension désagréable, déplaisante. Dans son berceau, il n'a pas toutes les ressources (psychiques, physiques) pour aller à l'objet de satisfaction.

Soulignons immédiatement que si le nouveau-né est sujet pour les autres, il ne l'est pas pour lui-même : il se trouve dans une situation syncrétique et adualiste (Baldwin) où la distinction soi / monde extérieur n'est pas encore opérée. « *Le nouveau-né ne sait pas encore qu'il est lui-même et qui ne l'est pas puisque à ce stade de son développement, un bébé est ce qu'il perçoit* » écrit alors B. Cyrulnik[77]. Dans cette situation primitive, point de "dedans" ou de "dehors", de soi et d'autres.

Que vaut alors cette production sonore ?
On peut supposer qu'elle a valeur de rejet : le braillement recherche l'expulsion de la tension. C'est faire là une grande hypothèse.
Plus pragmatiquement, on peut présumer que dans la confusion excitation / pulsion, ce braillement (cri primal ?) instinctif vaut décharge musculaire d'une tension constante et trop forte, décharge somatique insuffisante (car elle ne comble pas le manque) qui, à défaut de conduire au plaisir, cherche à se soustraire au déplaisir.
Voici donc le braillement : réflexe instinctif qui réagit à la pulsion comme à une excitation en ce sens qu'il est une "réponse somatique", musculaire, et qui, à défaut de trouver la satisfaction ou la décharge dans la fuite (car en réalité, l'action musculaire n'éradique pas la pulsion –tout au plus elle la calme momentanément– comme elle peut faire cesser l'excitation) est une tentative pour éviter le déplaisir.
Brailler de malaise ou gazouiller de bien-être : ces « productions végétatives de malaise et de confort » sont des décharges musculaires de la tension montante, via les organes de la phonation.

[77] B. Cyrulnik, 2001, *Les vilains petits canards*, éd. Odile Jacob / Livre du mois, p. 62.

Le babillage, les premiers mots et la distance

L'enfant, vers cinq mois, effectue ses premières productions volontaires. Depuis quelques temps déjà, la répétition a laissé sa trace : quand il a faim et qu'il crie ou vocalise, le sein ou le biberon apporte la satisfaction (lactée). Désormais, on ne peut plus considérer la production vocale uniquement comme un réflexe : on doit remarquer qu'elle constate la séparation.

R. Spitz discerne un stade précurseur de l'objet, stade qu'il nomme « anaclictique ». Nous y inscrivons ces nouvelles productions. A. Anzieu a raison de souligner que l'élaboration du Moi infantile repose sur cette appréciation (non consciente) de la distance et de la frustration :

> « La voix constate la séparation. Elle y remédie aussi [...]. C'est au fur et à mesure que la relation d'objet s'élabore dans le Moi infantile que la distance nécessaire à l'autonomie de ce Moi peut-être construite par le sujet dans son rapport à ses objets[78] » (1989 : 104-105).

N'en concluons pas pour autant que l'objet est constitué en conscience par l'enfant. Ces productions ne sont qu'un départ pour le long processus d'élaboration objectale qu'il entame à peine. Moins qu'une représentation d'objet, il s'agit encore d'un « représentable forclos ; un pictogramme » selon l'expression de P. Castoriadis-Aulagnier[79].

Ce qui a changé, c'est ce premier détachement encore très archaïque et hors du champ de la conscience : l'enfant va connaître la présence et l'absence, l'objet et son manque.

Depuis quelques temps, il y a quelque chose d'autre. L'enfant babille de façon "canonique" d'abord (7-10 mois), "variée" ensuite (10-12 mois)[80]. On peut considérer ces variations, ces essais

---

[78] Ainsi, ces prémisses de la parole peuvent avoir une certaine fonction "transitionnelle" au sens que D. W. Winnicott donne au terme.

[79] P. Castoriadis-Aulagnier, 1997, "L'activité de représentation. Le processus originaire et le pictogramme", dans *Pulsions, Représentations, Langage*, ouvrage collectif dirigé par A. Green, éd. Delachaux et Niestlé (Lausanne).

[80] B. de Boisson-Bardies permet de résumer la distinction comme suit :

– babillage "canonique" : séries de syllabes répétées (/baba/ suivi de /dadada/ etc.) ;

d'occlusion qui finissent en friction baveuse par exemple, comme un jeu d'imitation de l'entourage et d'appropriation (de préparation à l'appropriation) de la langue maternelle. De plus, il ne faut pas oublier le plaisir étayé sur les organes de la phonation / nutrition, devenus en quelque sorte zone érogène. La bouche par laquelle on tentait d'évacuer la douleur par un braillement, par laquelle on exprimait (pressait au dehors) la tension par un gazouillis, la bouche qui apportait la satisfaction, est désormais lieu d'un plaisir d'autant plus fort qu'il développe la gamme de l'expression.
Un premier pas est ainsi effectué vers les tout premiers mots à propos desquels A. Tabouret-Keller écrit qu'ils « *sont employés sans permanence référentielle, de façon polyvalente et c'est bien sur quoi tous les observateurs s'accordent généralement* » (1974 : 332)[81]. Ainsi, elle signifie que les “premiers mots” ne réfèrent à l'objet que pour l'adulte qui les interprète, et l'on imagine bien que ces « représentants » n'ont pas la « permanence » d'un mot dans le lexique. H. Wallon[82] de préciser :

> « Encore incapable de dédoublement mental et de comparaison, ce qu'il sait associer, ce n'est pas deux objets primitivement distincts, mais ce qu'il a détaché d'un même ensemble perceptif » (1932 : 766).

Nous comprenons alors qu'à ce stade, l'enfant en est encore aux balbutiements de sa découverte des objets, et que ses premiers mots n'ont de signification que de « *nature émotionnelle ou volitionnelle* » (C. Bühler cité par A. Tabouret-Keller, 1974).

Du constat de la séparation, nous passons à la distinction et à l'extraction du continuum qui n'ont –il faut le souligner– rien de

---

– babillage “varié” : production de suites polysyllabiques dans lesquelles sont systématiquement variées les voyelles et les consonnes (/baepach:ebape'hae chlxo/). (1996 : 64).

[81] A. Tabouret-Keller, 1974, “Les incidences psychologiques de l'arbitraire du signe pendant la première période de son emploi par l'enfant”, dans *Bulletin d'Audiophonie*, n°6, 4ème année. L'auteur précise : « les formes verbales présentées comme “premiers mots” ».

[82] H. Wallon, 1932, “La conscience de soi : ses degrés et ses mécanismes de 3 mois à 3 ans”, dans *Journal de Psychologie Normale et Pathologique*, n°29, pp. 744-783.

systématique. Il n'en reste pas moins que le pas est pris vers les objets, les mots :

> « Dans l'univers dominé par l'affectivité et le syncrétisme, les premiers mots introduisent des coupures et ceci même si pour un temps, c'est la forme qui toujours se trouve répétée. En tant que forme physiquement délimitée, elle remplit une fonction de démarcation, elle offre un support concret non seulement à l'ordonnance possible des objets perdus mais tout d'abord à leur objectivation d'autant plus radicalement qu'aucune vraisemblance n'est maintenue entre l'objet –quel qu'il soit– et ce que le "mot" désigne » (A. Tabouret-Keller ; 1974 : 331-332).

De patient à agent : devenir circonstance

Concurremment à la « démarcation » des objets, l'enfant va avoir à s'objectiver pour devenir sujet, désormais que la distance est prise et trace la frontière (dont nous aurons à discuter), encore en pointillés, entre soi et autrui. C'est dire le pas qui a été franchi entre la situation adualiste initiale et le début de cette organisation de la réalité en objets stables.

De plus, comme le souligne A. Séchéhaye[83], l'enfant, en un moment donné, remplace la circonstance : les cris réflexes sont désormais imités pour opérer le changement alors que jusqu'ici, il ne pouvait que subir les circonstances extérieures. J. et M. Morenon[84] écrivent alors :

> « En imitant de lui-même ce qui était un cri, l'enfant l'a ainsi transformé en une forme signifiante. Par ce revirement capital il cesse d'être assujetti à la circonstance et se fait lui-même circonstance. Le début enfantin du langage sera ensuite organisé de façon plus ou moins imitative jusqu'au plein usage de la parole, du nom, de l'onoma, en un mot du signifiant ».

Ils précisent ainsi, autour de la « circonstance » –comprise dans son acception première : ce qui se tient autour– le passage de la position de *patient* qui en appelle à la circonstance pour sa transformation interne à la position d'*agent* qui est l'élément transfor-

[83] A. Séchéhaye, 1950, *Essai sur la structure logique de la phrase*, éd. Champion.
[84] http://perso.wanadoo.fr/martine.morenon/annexe.htm

mateur, actif, agissant sur la circonstance. Ainsi, l'enfant s'empare de ses propres productions vocales, de ses cris de détresse et pulsions, à des fins détournées, par exemple « lolo » pour faire venir la mère et non pour avoir du lait.

Ce passage de l'agent au patient est qualifié par J. et M. Morenon de « revirement critique[85] ». Pour l'expliquer, les auteurs en passent donc par les premières manifestations langagières et observent les productions réflexes initiales (gestes phoniques) qui vont devenir, par imitation, de véritables signifiants. Autrement dit : du cri-réflexe dû à la faim au cri pour appeler la mère se joue le passage de l'indice au signal, en une première manifestation de la volonté qui instaure une coupure dans les rapports au monde.

Mais une autre observation est menée, cette fois-ci, du côté du comportement moteur appréhendé à travers l'expérimentation du trotteur. Alors qu'au début celui-ci se "contente" de satisfaire un besoin moteur, il finira par s'inscrire dans l'imitation (de la voiture des parents par exemple). Dès lors, le trotteur est pourvu d'un sens à valoir pour l'automobile.

Mais au-delà de l'objet trotteur, ce sont tous les objets qui vont peu à peu signifier et les Morenon de préciser qu'à prendre sens, on se dénature en quelque sorte. Alors, dès qu'une personne, même soi, « *est présente dans la chaîne signifiante* [elle est] *d'une certaine manière expropriée de sa personne première* » (1999 : 45). C'est que la contiguïté corporelle s'efface au profit de la similarité signifiante. Autrement dit : le renoncement à la contiguïté corporelle est une sorte de mort, et « *on perçoit ici le fondement d'une coupure qui a beaucoup interpellé Lacan (pour qui "le mot est le meurtre de la chose")*[…] *précisément matérialisée par cette barre saussurienne dont la consistance n'a fait qu'accentuer depuis son introduction par le linguiste genevois sous les apparences d'une simple commodité graphique* » (1999 : 54).

Et, revenant à Séchéhaye, on peut alors préciser que devenir circonstance, c'est en même temps instaurer un ordre, une stabilité, une certaine permanence d'où et dont on pourra dire quelque chose, comme sujet :

---

[85] J. et M. Morenon, 1999, "Le lien et le sens", dans la revue *Synapse*, n° de décembre.

> « [qui] doit représenter une réalité donnée, quelque chose que l'on pose dans la pensée pour y rattacher certaines idées, mais qui existe soi-même en dehors de tout rapport avec d'autres identités » (A. Séchéhaye, 1950 : 45).

Reste à préciser que cet existant « en soi-même », nous le verrons, ne peut correspondre fidèlement et complètement à la représentation pensée… et dite.

• Intersubjectivité, individuation, identification

> « Offrez une petite voiture à un enfant qui commence à peine à parler, en lui disant : "Tiens, c'est à toi !" Il l'acceptera sans doute, et, tout sourire, répondra : "Auto est à toi ! est à toi !", ou bien : "Auto est à bébé !". Cette façon qu'a l'enfant de répéter ou de parler de lui-même à la troisième personne fait souvent rire le cercle familial, mais traduit en fait une réalité psychologique aujourd'hui bien connue : le *moi* comme principe d'unité de la conscience de soi et fonction par laquelle l'être se saisit en tant qu'unité individuelle, différenciée et permanente, n'est pas un *donné*, mais le fruit d'un lent processus qui atteint son point fort –non son terme– avec l'acquisition du langage »
> R. Maggiori[86].

L'accordage affectif et l'étayage intersubjectif

Depuis le milieu utérin jusqu'aux premiers mois de sa vie "à l'air libre", le nourrisson est dans une dépendance fusionnelle à sa mère. Elle est à la fois enveloppe et source :

> « Pour le fœtus, puis pour le nourrisson, la mère est à la fois enveloppe et source : enveloppe de la paroi utérine doublant la poche amniotique et source à travers le liquide tiède qui fait pulser le cordon ombilical. Après la naissance, elle est encore source à travers le lait qui nourrit son enfant, par déplacement de la zone ombilicale à la zone buccale de l'enfant. Son rôle d'enveloppe est également maintenu puisqu'elle continue à enrober l'enfant dans ses bras mais aussi dans son psychisme. L'enfant "baigne" dans

---

[86] R. Maggiori, 1980, "La rencontre d'autrui", dans *Philosopher*, ouvr. collectif, éd. Fayard / Presses Pocket, p. 86.

une ambiance qui constitue son monde » (J. Epstein et C. Migret[87], 1987 : 86).

C'est dire qu'après la naissance, l'enfant n'est distinct de la mère que pour l'observateur extérieur. Il s'agit là d'une caractéristique du mode adualiste : les « source et enveloppe » maternelles font partie de l'expérience du nourrisson au point qu'il ne s'en distingue pas. Et D. W. Winnicott souligne qu'un bébé seul n'existe pas, qu'il doit y avoir une mère[88] *et* un bébé.

L'expérience de l'enfant, les premières sensations, communications, perceptions... ne peuvent alors être comprises que dans le cadre de cette relation privilégiée : le petit de l'homme qui ne parle pas encore s'étaye dans la relation maternelle. P. Aulagnier[89] ajoute que « *le dire et le faire maternel anticipent toujours sur ce que l'infans peut en connaître* [...] *les paroles maternelles déversent un flux porteur et créateur de sens, qui anticipe de loin sur la capacité de l'infans d'en reconnaître la signification et de la reprendre à son compte* ».

Ces premiers émois et relations sont liés à ce que D.N. Stern appelle « accordage affectif ». Ainsi, si le bébé manifeste sa joie par des mimiques ou des sourires, la mère répond en miroir ; lorsqu'il babille devant elle, elle reproduit la séquence en accentuant la prosodie. A lui de répondre et d'intégrer, au passage, les bases de la langue et des règles culturelles de la conversation. Et comme ces expériences donnent lieu à un commentaire de la part de l'adulte, elles sont modélisées par la parole de ce dernier.

---

[87] J. Epstein et C. Migret, 1987, "Le bébé et son environnement, échanges et interactions", dans *Le journal du psychologue*, numéro hors-série intitulé *Communications*.

[88] Une mère ou un de ses substituts ou le père « *qui n'est qu'une autre mère. A ce stade très précoce, le père n'a pas encore de signification en tant que personne de sexe masculin* » écrit Winnicott dans *Processus de maturation chez l'enfant*, éd. Payot, 1960.

[89] P. Aulagnier citée par S. Sausse, 1998, *Le miroir brisé*, éd. Calmann-Lévy, p. 92.

La mère en premier lieu et l'entourage proche vont ainsi peu à peu laisser leur empreinte sur l'enfant qui se confond avec eux. F. Dolto voit également dans cette relation primitive la source d'un « narcissisme fondamental » précédant le « narcissisme primaire » de l'individuation :

> « Le narcissisme "fondamental" de l'enfant s'informe de l'inconscient de la mère et s'y accorde, se conforme sur la façon dont elle le regarde. Son être vivant (sa "vivance") au sens végétatif (passif) de sa "vitalité", au sens animal (moteur), son sexe, s'accordent inconsciemment aux émois qu'ils suscitent et que ressentent les personnes qui s'occupent de lui » (F. Dolto, 1984 : 151).

De ce point de vue, la mère (comme le proche entourage) remplit le rôle d'un premier miroir. Dans ses yeux, l'enfant trouve le reflet de ce qu'il éveille en elle : « *que voit le bébé quand il tourne son regard vers le visage de sa mère ? Généralement ce qu'il voit c'est lui-même. En d'autres termes, la mère regarde le bébé et ce que son visage exprime est la relation directe avec ce qu'elle voit* » (D. W. Winnicott[90], 1974 : 81).

Le regard de l'autre –et tout particulièrement de la mère–, cet autre qui n'est encore perçu par l'enfant comme tel, est fondateur de la base de l'individuation. Les expériences et sensations de l'enfant s'inscrivent dans le cadre de l' « accordage affectif » qui va le déterminer en même temps qu'il permet d'assimiler des traits d'autrui et des scénarii ou schèmes comportementaux culturels. C'est dire qu'avant l'individuation, les premières expériences de soi se font dans la confusion et l'adaptation à celui qui deviendra autrui.
Nous aurons intérêt, plus loin, à garder en mémoire ces quelques remarques pour comprendre l'importance de l'autre dans la conception de l'image de soi mise en *je*.

[90] D. W. Winnicott, 1974, "Le rôle de miroir de la mère et de la famille dans le développement de l'enfant", dans *Nouvelle revue de psychanalyse*, n°10, éd. Gallimard.

Stade du miroir – narcissisme primaire – je
L'expression "stade du miroir" est relativement controversée. La réalité qu'elle désigne, à savoir la perception de soi étayée à l'expérience de l'image du corps est, elle, consensuelle. Que le miroir en question soit réel ou métaphorique nous importe peu : l'essentiel est qu'il nous permette, sous une forme ou une autre, de décrire un des moments forts, si ce n'est le moment essentiel de l'individuation.

C'est H. Wallon[91] qui, le premier, s'est attaché à l' « épreuve du miroir ». De nombreux auteurs ont pris la relève, substituant entre temps le "stade" à l' "épreuve".

Le stade du miroir n'est pas une opération ponctuelle, un tournant brusque dans la conception et le vécu de son propre corps par l'enfant : il s'étend au contraire sur toute une année (Lacan, à la suite de Baldwin, précise qu'on l'observe entre l'âge de 6 et 18 mois). Durant ce stade, l'enfant va peu à peu découvrir une image complète de son corps. Avant cela, cette image n'était que partielle et morcelée. Autrement dit : l'enfant n'avait pas une perception globale de l'image de son corps.

> « Réfléchissons : l'enfant, jusque-là, n'a, avec ses propres yeux, vu que la face antérieure de son corps, thorax, abdomen, membres supérieurs et inférieurs. Les volumes de son corps, trous, saillies, reliefs, visage, cou, dos, il les a ressentis par le contact avec les mains de sa mère d'abord, puis le contact des siennes dans les parties de son corps qu'elles peuvent atteindre, et par des sensations de plaisir ou de douleur. Mais, jusqu'à présent, il ne se connaissait ni visage ni expressivité propre. Il palpait sa tête, savait montrer du doigt oreilles, yeux, bouche, nez, front, joues, cheveux, dans ces jeux que les mères aiment faire avec leurs enfants, mais il ne savait pas que son visage est visible pour autrui comme l'est pour lui le visage des autres » (F. Dolto[92] ; 1984 : 151).

---

[91] H. Wallon, 1931, "Comment se développe chez l'enfant la notion de corps propre", dans *Journal de psychologie*, n° novembre-décembre, pp. 705-748.
[92] F. Dolto, 1984, *L'image inconsciente du corps*, éd. Seuil.

Le morcellement et le regard d'autrui (le « miroir-mère » de Winnicott s'inspirant de Lacan), s'ils la préparent et y participent, sont loin de remplacer l'image globale de son corps que l'enfant va devoir s'approprier par les allées et venues délibérées devant le miroir.

Pour que la rencontre spéculaire ait lieu, la présence de l'autre est nécessaire : « *l'image scopique ne prend sens d'expérience vivante que par la présence, au côté de l'enfant, d'une personne avec laquelle son image du corps et son schéma corporel se reconnaissent (similarité) ; en même temps qu'il reconnaît cette personne dans la surface plane de l'image scopique : il voit dédouble au miroir ce qu'il perçoit d'elle près de lui, et peut alors avaliser l'image scopique comme la sienne puisqu'elle lui donne à voir, côte à côte à la sienne, celle de l'autre* » (F. Dolto ; 1984 : 149).
Cette image scopique, si elle apporte un "gain", à savoir une image complète à laquelle l'enfant va s'identifier, lui permettant de se représenter aux autres, d'être leur semblable comme il partage avec eux une apparence humaine, conduit aussi à une amputation, un « trou symbolique » : cette image ne peut pas représenter aux autres tout de lui-même, de ses sensations, de ses expériences... elle n'est pas totale.
Entre gain et perte, on peut souligner deux premières conséquences du stade du miroir. D'abord : l'enfant ne peut plus se confondre à autrui, il sait maintenant que son corps est borné, apparente frontière perméable aux autres. Ensuite : il ne peut plus se confondre dans la réalité avec son imaginaire ou avec son fantasme.

Avec ce stade apparaît alors le narcissisme primaire de l'enfant qui s'identifie lui-même à cette image dont il n'a pas le choix, cette forme aliénante à laquelle il lui faut correspondre.

> « Il suffit de comprendre le stade du miroir *comme une identification* au sens plein que l'analyse donne à ce terme : à savoir la transformation produite chez le sujet quand il assume une image, – dont la prédestination à cet effet de phase est suffisamment indiquée par l'usage, dans la théorie, du terme

> antique *imago* » (J. Lacan[93] ; 1966 : 90). Et plus loin, (p. 93) : « Le *stade du miroir* est un drame dont la poussée interne se précipite de l'insuffisance à l'anticipation – et qui pour le sujet, pris au leurre de l'identification spatiale, machine les fantasmes qui se succèdent d'une image morcelée du corps à une forme que nous appellerons orthopédique de sa totalité, – et à l'armure enfin assumée d'une identité aliénante, qui va marquer de sa structure rigide tout son développement mental ».

C'est sur cette identification (narcissisme primaire) que va venir se greffer le *je* (entre le vingtième et vingt-quatrième mois) : en s'individualisant, le sujet peut clairement distinguer le "toi" du "moi" et c'est à ce moment qu'il commence à parler à la première personne :

> « Au lieu de se couler dans le langage des parents et de dire : "Bébé a faim", il dit :"je" et se rend compte que ce que "je" veux n'est pas ce que l'autre veut ; découverte que l'enfant va développer en jouant à dire "non" et à en constater les effets » (J. -C. Liaudet, 1998[94] : 73).

Le "je" va ainsi permettre au sujet d'étayer sa personnalité, mais, comme le miroir, s'il offre une forme dans laquelle se reconnaître, cette forme est forcément restrictive, parcellaire, une « réduction symbolique », écrit J. Lacan, déterminée par *« l'identification à l'imago du semblable* [... qui] *lie le* je *à des situations socialement élaborées* » (1966 : 95).

Alors, le *je* répondant aux exigences structurales (défenses moïques) et sociales apparaît comme le résultat d'une image créée par le Moi à destination du sujet qui s'y identifie.

---

[93] J. Lacan, 1966, *Ecrits I*, éd. Points / Seuil, § "Le stade du miroir comme formateur de la fonction du je telle qu'elle nous est révélée dans l'expérience analytique".

[94] J. -C. Liaudet, 1998, *Dolto expliquée aux parents*, éd. l'Archipel.

• Objet du sujet : *soi* et *je*

Du point de vue linguistique[95], l'accès à l'intersubjectivité est marqué par l'apparition du *je* pendant du *tu*. Cela suppose que l'enfant reconnaisse dans le discours la polarité des personnes et qu'il ait acquis un sentiment d'exister comme personne singulière. Et donc, qu'il s'objective dans et par le langage : « *Je m'identifie dans le langage, mais seulement à m'y perdre comme un objet* », écrit J. Lacan[96]. Le "seulement" est ici à souligner : il pointe la restriction comme il souligne que le langage emprisonne le sujet dans une altérité, à l'instar de l'altérité du miroir imposant une image à laquelle se conformer et ne pouvant contenir, saisir, tout du sujet. Le "je" pourrait également être distingué pour souligner la forme pronominale, le « je de l'énoncé » distinct du « je de l'énonciation »[97]. J. -C. Liaudet écrit à la suite de F. Dolto :

> « A propos du sujet, Françoise Dolto dit : "pour parler en psychanalyste, je n'en sais rien". C'est que, pour elle, le sujet du désir est inconscient. C'est l'inconnu en nous qui reste inconnu et qui fait que l'on dit "je" » (1998 : 17).

Mais il faut préciser que, pour parler de soi, le *je* impose un décrochement par rapport à *soi*, décrochement marqué dans l'utilisation de la langue. E. Veron[98] pointe comment le langage de l'enfant évolue de la contiguïté à la substitution :

> « Pour un jeune enfant qui apprend à parler, l'association de la perception de l'objet et du son qui le nomme comme des parties d'une même expérience globale est un aspect important du processus d'acquisition du langage. A mesure qu'est parcouru le chemin qui mène à la maîtrise de l'abstraction, le signe se dissocie de plus en plus de l'objet saisi par l'expérience et le premier commence à jouer effectivement le rôle de substitut du dernier. Il ne serait peut-être pas trop risqué d'identifier le principe de

---

[95] Cf. notamment les travaux d'E. Benveniste sur lesquels nous avons insisté en première partie.

[96] J. Lacan, 1966, "Fonction et champ de la parole et du langage en psychanalyse", dans *Ecrits I*, éd. Seuil, p. 181.

[97] dans une terminologie qui semblera dans cet ouvrage quelque peu ambiguë et par rapport à laquelle nous aurons donc à nous situer.

[98] E. Veron, 1970, "L'analogique et le contigu", dans la revue *Communications*, n°15, pp. 52-68.

contiguïté, d'un point de vue génétique, avec la matrice la plus primitive des processus symboliques ».

L'auteur souligne ainsi que tout mot d'une langue, système arbitraire basé sur la substitution d'un signe à l'objet, est d'abord, c'est-à-dire dès sa première actualisation chez l'enfant, lié à l'expérience immédiate de celui-ci dans laquelle il est indissociable de l'objet qu'il est censé représenter. Autrement dit : il existe entre le signifiant (fluctuant) et la chose et sa trace une contiguïté empirique, qui sera par la suite dépassée afin de permettre à l'homme d'utiliser pleinement les capacités symboliques substitutives du langage.

On peut trouver dans cette contiguïté une raison qui explique que le tout jeune enfant s'appelle lui-même « bébé » ou par son prénom ou par son surnom. Jusqu'ici, dans son expérience, on l'a toujours désigné ainsi et la contiguïté est telle que ce sont ces désignations par autrui qui prédominent.

L'utilisation du « je » marque alors le passage de la contiguïté à la substitution. C'est dire, encore une fois, que le *je* vient se poser comme un ailleurs ou un "autre chose" que la sensation et l'expérience de soi, impliquant une distance plus grande encore que celle que limitait la contiguïté.

Mais concentrons-nous pour l'instant sur ce *je* qui, dans l'énoncé, désigne celui qui parle. Ce *je* le rend objet (quand bien même il est sujet grammatical), objet au sens psychologique du terme : avec le narcissisme, le Moi tisse alors des liens avec des objets, des entités reconnues autonomes. Et l'un de ces objets, il le prend pour lui-même. Disant *je,* je dis quelque chose, une partie de moi, une partie seulement de ce que je peux saisir de moi-même, de l'image que le Moi destine à lui-même en conscience, que nous appellerons le *soi.* Dès lors, ce *soi* est la conception que j'ai de moi-même, consciente ou préconsciente, dont le *je* va actualiser, en circonstance, une partie. Si l'on veut lui ajouter une dimension inconsciente, on en revient au Moi freudien.

Le second chapitre aura pour objectif, outre de préciser plus encore les terminologies employées, de montrer comment le sujet de l'énoncé n'est que cette actualisation partielle, leurrante, ne serait-ce qu'au sens où on la prend pour sa propre subjectivité entière à un moment donné, une image tronquée par les défenses du Moi. Le troisième chapitre s'attachera à pointer comment la conception objectale de soi-même est travaillée par et dans l'interaction et la culture. Bien évidemment, ces deux chapitres distinguent pour la clarté du propos des phénomènes si intimement liés qu'il est difficile de les séparer.

Mais avant cela, l'introduction du terme *soi* mérite que l'on s'y attarde. C'est que ce terme à connu grand succès et diverses acceptions dans le domaine de l'interactionnisme symbolique ou encore de la psychanalyse de langue anglaise[99].

Dans le domaine de l'interactionnisme symbolique, le *soi* est particulièrement conceptualisé par G. H. Mead dans *L'Esprit, le Soi et la Société*[100]. L'auteur considère que le sujet est composé en triptyque : le *Soi* (composante primordiale) est accompagné du *Moi* et du *Je*.

G. H. Mead définit le *Soi* comme un aspect de la personnalité qui se constitue dans l'interaction et le langage et qui est sans aucun rapport avec l'organisme physiologique propre. Il n'est pas inné mais apparaît dans l'expérience et la vie sociale. Il est ainsi « *le résultat des relations que* [l'individu] *soutient avec la totalité des processus sociaux et avec les individus qui y sont engagés* » (1963 : 115). Il résulte donc de l'immersion du sujet dans une culture et des relations socialisées que celui-ci entretient avec les autres membres de cette culture. Ainsi, il s'intègre dans la rencontre, l'interaction sociale :

> « L'individu s'éprouve lui-même comme tel, non pas directement, mais seulement indirectement, en se plaçant aux divers points de vue des autres membres du même groupe social, ou au point de vue généralisé de tout groupe social auquel il appartient. Il entre dans sa propre expérience comme un Soi ou comme un individu,

---

[99] Il est également employé ailleurs mais ne pouvant faire le tour exhaustif de toutes les acceptions, nous nous concentrerons sur celles qui ont fait florès.

[100] G. H. Mead, 1963, *L'Esprit, le Soi et la Société*, éd. PUF. (éd. originale, 1934, *Mind, Self and Society, from the standpoint of a social behaviourist*).

> non directement ou immédiatement, non en devenant sujet pour lui-même, mais seulement dans la mesure où il devient d'abord un objet pour lui, de la même manière que les autres individus sont des objets pour lui » (1963 : 118).

Pour G. H. Mead, le *Soi* est intimement lié aux rôles sociaux à tenir, aux statuts accordés par le groupe, aux places que le sujet peut occuper. Il n'est pas loin d'être synonyme de *face* ou *façade* comme il est différent ou s'adapte à chaque fois. Le *Soi* est ainsi protéiforme : il y en a pratiquement autant qu'il y a de groupes sociaux desquels participe le sujet. Le *Soi* est une abstraction composée de Soi(s) (que nous appellerons *personnes*). R. Vion[101] écrit alors :

> « La *face*, ou le *soi*, constitue le lieu de la mise en scène d'un rôle particulier par le sujet qui convoque inévitablement l'autre dans un rôle corrélatif. Parler en tant que vendeur, professeur, médecin, père ou copain, c'est convoquer l'autre dans le rôle de client, étudiant, patient, enfant ou copain » (1992 : 35).

Le *Moi* et le *Je* sont constitutifs du *Soi*.
Le premier est « *l'ensemble organisé des attitudes des autres que l'on assume soi-même* [...et] *représente l'adaptation au monde organisé* » (1963 : 161). En résumé : si le S*oi* résulte de la correspondance aux rôles, aux autres, le *Moi* est l'intégration de ces comportements, de ces Soi(s). Le *Je* est alors, face au *Soi* déterminé par les autres, la société, et le *Moi* qui est une sorte d'amalgame "en propre" des soi(s), la part de singularité, d'originalité :

> « Face au Moi se trouve le Je. L'homme [...] n'est pas seulement un citoyen, un membre de la communauté, mais aussi un homme qui réagit à cette connaissance, et par cette réaction [...] la modifie. Le Je est la réaction de l'individu à l'attitude de la communauté telle qu'elle apparaît dans sa propre expérience [...] Le Je donne le sentiment de liberté, d'initiative. La situation est là et nous demande d'agir consciemment » (1963 : 165).

---

101 R. Vion, 1992, *La communication verbale, analyse des interactions*, éd. Hachette, coll. "HU / Communication".

Nous pouvons définir "notre" *soi*[102] comme une conscience de soi-même.
De ce point de vue, nous pouvons suivre G. H. Mead lorsqu'il présente le soi comme une image objectale (et nous avons cité plus haut J. Lacan écrivant que l'on s'identifie dans le langage à condition de « *s'y perdre comme un objet* »). Nous pouvons également nous accorder aux thèses de G. H. Mead lorsqu'il accorde une importance particulière à l'influence constitutive des autres et de la culture sur le *soi*.
Nous ne pouvons cependant suivre cet auteur dans ses définitions du Moi et du Je et les liens qu'ils entretiennent avec le *soi*. Le Moi est admis dans une dimension consciente ou préconsciente et semble dégagé de toute dimension inconsciente au sens que la psychanalyse donne à ce terme (seconde topique freudienne). Il semble se résumer à l'empreinte des expériences sociales. Une telle conception du Moi conduit aux portes d'un sujet sans désir, sans rêve... De même, il nous semble impossible de faire de l'originalité pure la caractéristique première du Je (il est, dans le triptyque, la composante la plus "dégagée" du rapport à autrui). Le *je* est ce qui représente le sujet dans l'énoncé, ce qui est donné à entendre à autrui, porté à connaissance, soumis à approbation ; il est en première ligne soumis à l'influence de l'autre (ce que pointent nos analyses). S'il a sa part de créativité et de liberté propre (indéniable), il ne peut être conçu comme le porteur d'une image coupée des autres. *Je* n'apparaît que face à *tu*. Encore, il nous semble impossible de soumettre le Moi au *soi*. Au contraire, nous y reviendrons dans le second chapitre, notre avis est que le *soi* (encore une fois : compris comme la conscience, l'image, la conception que l'on se fait de soi-même), est un surgeon du *Moi*.

Du côté de la psychanalyse, le soi-self[103] a notamment été développé par la quatrième génération de chercheurs et praticiens (du

[102] Que nous distinguons à l'écrit par les italiques en minuscules alors que G. H. Mead l'écrit avec une majuscule.
[103] Il est toujours question de "self" que l'on traduit parfois par "soi" bien que cela n'ait rien de systématique. Pour la présentation des conceptions des auteurs et afin de les respecter sans les dénaturer par nos propres considérations, nous conservons le signifiant *self*.

début de la seconde moitié du XXème siècle). Deux auteurs ont marqué le self de leur empreinte : D. W. Winnicott (*false self / true self*) et H. Kohut (un des représentants les plus célèbres de la *self psychology* ; avec le *self grandiose*).
En psychanalyse, le self désigne un investissement libidinal du Moi qui a pour corrélat une représentation de soi pour soi. Il s'inscrit donc dans une dynamique narcissique où le Moi investit une part de la libido sur lui-même, produisant une conscience de soi objectale "incarnée" par le self.

D. W. Winnicott ajoute, à partir des années 60, un complément à la deuxième topique freudienne : le self. Pour l'auteur, le self s'étaye à la relation à l'autre et en premier lieu à la mère. Il distingue alors le vrai self du faux self[104]. Le vrai self apparaît dans un processus primaire, lorsque l'entourage répond de manière répétée et satisfaisante pour lui aux besoins et désirs du nourrisson. La séparation et l'individuation peuvent alors s'opérer, dans un processus de symbolisation, puisque la réalité objectale lui semble permettre une expression personnelle « authentique ». A l'inverse, si cette individuation est défaillante, c'est-à-dire si l'enfant ne peut se projeter de manière satisfaisante en tant que personne à côté et face aux autres, apparaît le faux self, qui est une réaction défensive du vrai self s'engageant dans une existence en trompe l'œil. En introduisant le self, D. W. Winnicott permet d'aborder les troubles liés à l'identité, au narcissisme du Moi.
Dans cette approche, le self est conscient et inconscient. Dans la définition que nous donnons au *soi*, celui-ci est conscient et surtout préconscient. Autrement dit : le *soi* est *grosso modo* composé des représentations conscientes que l'on peut avoir de soi, susceptibles d'être actualisées *hic & nunc*, avec plus ou moins de sincérité ou de pudeur face à autrui, dans le *je*.

H. Kohut[105] accorde au self une acception proche de celle du faux self de Winnicott. Ce self résulte d'une relation insatisfaisante avec la mère (ou ses substituts) et a pour conséquence une incapacité à tisser des relations vraies avec les autres. Ainsi entendu, le self est

---

104 D. W. Winnicott, 1960, *Processus de maturation chez l'enfant*, éd. Payot.
105 H. Kohut, 1991, *Le soi*, éd. PUF.

défensif et vient masquer une défaillance originelle, un processus d'individuation et une personnalité insatisfaisants. En parallèle, se développe un « self grandiose » qui est une imago parentale idéalisée, une sorte d' "idéal du self", chargé de réparer les défaillances du self archaïque.
Le lecteur aura compris que le *soi* dont nous traitons ici est bien différent du self de H. Kohut. Il ne s'agit pas pour nous de procéder à un remaniement de la seconde topique freudienne comme le fait l'auteur. Nous désirons juste disposer d'un terme pratique pour référer à la conscience qu'un sujet peut avoir de lui-même.

C'est dire alors que le *soi* dont nous parlons ici est à la fois proche du Soi de G. H. Mead, si l'on exclut d'une part les autres membres du triptyque (Je et Moi, tels qu'ils sont définis) et si l'on considère, d'autre part, que cette conscience de soi n'est pas tout l'individu et que l'inconscient vient également motiver le Moi de la seconde topique. Il emprunte aussi à la psychanalyse en référence à cette part inconsciente moïque, sans pour autant employer le terme *soi* comme une traduction du self de la "self psychologie" de langue anglaise (dont nous avons montré, à titre d'exemple avec D. W. Winnicott et H. Kohut, un superficiel aperçu suffisant cependant pour pointer les différences de perspective).
Le *soi* se manifeste de manière circonstancielle dans l'énoncé sous la forme de la *personne* et du *je*, qui en est une actualisation. Mais cette actualisation est complexe : il faut, pour la comprendre, en passer par l'hétérogénéité du sujet et l'effet d'identité que le *je* produit.

2. Le *je* comme effet d'homogénéité et d'identité

• Hétérogénéité

Nous devons à J. Authier-Revuz[106] une approche synthétique et capitale de l'*autre dans le discours*. L'auteur s'attache à distinguer l'hétérogénéité montrée (les formes explicites de cette hétérogénéité) de l'hétérogénéité constitutive de tout énoncé, celle-ci pointant la fragilité des frontières discursives et psychologiques entre soi et autrui.

Hétérogénéité montrée ou visible

Si toute l'hétérogénéité du discours ne peut être perceptible, une partie de celle-ci peut être relevée : elle est, volontairement ou non[107], montrée, donnée à voir ou vue.

J. Authier-Revuz nous donne quelques marques de cette monstration :

- le discours rapporté, indirect ou direct, avec ses formes syntaxiques univoques qui délimitent le discours d'autrui, inséré, enchâssé ;
- les formes marquées de la connotation autonymique, comme les guillemets, italiques, les formules de commentaire (gloses, retouches, ajustements...), tout le « métadiscours naïf »... ;
- le discours indirect libre, l'ironie, l'imitation, l'antiphrase, etc. : autant de phénomènes où la présence de l'autre est marquée bien qu'elle ne soit pas explicitée de manière univoque... ;
- les « autres mots sous les mots » : homophonie, homonymie, polysémie et les tropes (métaphore, métonymie) qui supposent l'autre pour donner du sens à l'un.

---

[106] J. Authier-Revuz, 1982, "Hétérogénéité montrée et hétérogénéité constitutive : éléments pour une approche de l'autre dans le discours", dans *DRLAV, revue de linguistique*, n°26 intitulé "Parole multiple ; aspect rhétorique, logique, énonciatif et dialogique", pp. 91-151.

[107] L'intention du locuteur n'est jamais qu'affaire d'interprétation.

J. Bres[108], également, donne quelques marqueurs de cette hétérogénéité montrée ou, tout du moins, visible : certaines interrogations, l'extraction, le détachement, l'apposition, la nominalisation, la présupposition, le conditionnel, la négation, la comparaison, le renchérissement, la confirmation, la concession et l'opposition, la subordination. Soulignons que J. Bres distingue, avec le dialogisme (auquel nous allons nous attacher plus loin) deux énoncés (énoncé principal *E* et énoncé enchâssé *e*), deux énonciateurs (*E1* : énonciateur – énonceur et *e1* : énonciateur autre), l'énonciataire et son énoncé (respectivement *E2* et *e2*).

On soulignera également la présence de marqueurs d'une monstration involontaire. J. Authier-Revuz répertorie quelques phénomènes qui manifestent l'inconscient : actes manqués (parmi lesquels les lapsus), les rêves, la parole du corps…
J. Lacan[109], quant à lui, mène les fouilles :

> « Mais la vérité peut être retrouvée ; le plus souvent déjà, elle est écrite ailleurs. A savoir :
> - dans les monuments : et ceci est mon corps, c'est-à-dire le noyau hystérique de la névrose où le symptôme hystérique montre la structure d'un langage et se déchiffre comme inscription qui, une fois recueillie, peut sans perte grave être détruite ;
> - dans les documents d'archives aussi : et ce sont les souvenirs de mon enfance, impénétrable aussi bien qu'eux, quand je n'en connais pas la provenance ;
> - dans l'évolution sémantique : et ceci répond au stock et aux acceptions du vocabulaire qui m'est particulier, comme au style de ma vie, à mon caractère…
> - dans les traditions aussi, voire les légendes qui sont une forme héroïsée véhiculant mon histoire ;
> - dans les traces, enfin, qu'en conservent inévitablement les distorsions, nécessitées par le raccord du chapitre adultéré dans les chapitres qui l'encadrent et dont mon exégèse rétablira le sens » (1953 : 136).

---

[108] On trouvera une présentation des marqueurs dans les articles de l'auteur :
1999, "Entendre des voix : de quelques marqueurs dialogiques en français", dans *L'autre en discours*, ouvr. coll., éd. Presses Universitaires Montpellier III.
1999, "Vous les entendez ? De quelques marqueurs dialogiques", dans *Modèles linguistiques XX*, 2, pp.71-86.

[109] J. Lacan, 1953, "Fonction et champ de la parole en psychanalyse", dans *Ecrits 1*, éd. Seuil, coll. "Points".

Cela appelle une remarque. Les phénomènes de l'inconscient sont rendus *manifestes* dans le texte, c'est-à-dire travestis, masqués. Repérer le lapsus est ainsi une chose, en proposer une interprétation en est une autre que seul le sujet ayant produit la "faute" peut s'autoriser.
Avec Lacan, l'hétérogénéité se montre ainsi dans le corps, dans le récit, dans le symptôme quel qu'il soit...

Si l'hétérogénéité peut être montrée ou repérable (nous élargissons ainsi la catégorie d'Authier-Revuz), c'est qu'elle est au fondement même de toute parole et de tout sujet, qu'elle est même constitutive de ceux-ci.

Hétérogénéité constitutive

Sur les rapports qu'entretiennent hétérogénéité montrée et hétérogénéité constitutive, J. Authier-Revuz nous met en garde :

> « L'hétérogénéité montrée n'est pas un miroir, dans le discours, de l'hétérogénéité constitutive du discours ; elle n'est pas non plus "indépendante" ; elle correspond à une forme de négociation –obligée– du sujet parlant avec cette hétérogénéité –inéluctable mais qu'il lui est nécessaire de méconnaître ; et la forme "normale" de cette négociation s'apparente au mécanisme de la dénégation » (1982 : 143).

L'auteur forge le concept d'hétérogénéité constitutive en référence aux travaux de M. Bakhtine d'une part, et à l'inconscient freudien (plus exactement le regard que porte J. Lacan sur celui-ci) d'autre part.

Du côté du dialogisme

Avec M. Bakhtine, nous découvrons la distinction dialogique / dialogal. La dimension dialogale nous renvoie à l'interlocution, à l'interaction : deux discours sont produits ensemble, s'influencent mutuellement du fait de la co-présence des deux sujets parlants. La dimension dialogique ne nous renvoie pas forcément à deux locuteurs en présence (bien qu'elle soit présente dans tous les cas de figure). Elle est le fait de l'altérité qui laisse sa trace dans tout discours : altérité des discours précédemment portés sur ce dont on parle, altérité des manières de langage empruntées à un autre, alt-

érité du discours-écho, réponse supposée au moment de mon énonciation puisque, comme le souligne R. Barthes[110], « *l'homme parlant* [...] *parle l'écoute qu'il imagine à sa propre parole* ».
C'est dire que l'accent est déplacé de la langue à l'énoncé, dont chaque élément peut être accentué de multiples manières en renvoyant à d'autres sphères discursives qui sont autant de « *dialectes sociaux, maniérismes d'un groupe, jargons professionnels, langage des genres, parlers des générations, des écoles, des autorités, des cercles et modes passagères*[111]... » ; qui sont autant de façons de sémiotiser, de concevoir le monde. Ainsi :

> « L'objet de discours d'un locuteur, quel qu'il soit, n'est pas un objet de discours pour la première fois dans un énoncé donné, et le locuteur donné n'est pas le premier à en parler. L'objet a déjà, pour ainsi dire, été parlé, controversé, éclairé et jugé diversement, il est le lieu où se croisent, se rencontrent et se séparent des points de vue différents, des visions du monde, des tendances ».

C'est donc dire que parlant, un locuteur ne peut qu'utiliser des mots employés avant lui par d'autres, des mots intégrés dans des discours, des mots et des discours qui pèsent de tout leur poids au moment où il énonce. Autrement dit : sa parole intègre quantité de discours (déjà tenus, supposés chez l'allocutaire, etc.) puisque :

> « Tout ce qui me touche vient à ma conscience –à commencer par mon nom, depuis le monde extérieur en passant par la bouche des autres (de la mère, etc.) ».

Le dialogisme nous confronte donc à une double altérité ou altérité hétérogène :
- altérité des discours précédemment tenus sur l'objet de discours actualisé (les opinions, les genres, etc.) ;
- altérité de la réponse potentielle de l'allocutaire.

Cette altérité hétérogène n'est, souligne J. Authier-Revuz, « *ni l'objet extérieur du discours (parler du discours d'autrui), ni le*

---

[110] Dans sa préface à l'ouvrage de F. Flahault, 1978, *La parole intermédiaire*, éd. Seuil.
[111] M. Bakhtine, *Du discours romanesque*, cité par J. Authier-Revuz, 1982, p. 106.

double, non moins extérieur du locuteur : il est la condition du discours, et c'est la frontière intérieure qui marque dans le discours le rapport constitutif à l'autre » (1982 : 121).
C'est dire que tout locuteur qui énonce cristallise, sans le savoir le plus souvent, quantité de points de vue, d'opinions, de discours d'autrui qu'il intègre, assimile en partie à sa personne. Et ces assimilations ne sont pas sans conséquence sur soi-même puisque l'on parle, aussi, peut-être beaucoup, pour agir sur soi-même. A. Coïaniz écrit à ce propos :

> « L'activité d'interprétation prend ainsi sa place dans la communication conçue dans ses relations avec le parler, comme une recherche d'effet à produire sur soi-même, une auto-perlocution, et c'est bien l'anticipation de la réaction d'autrui, recherchée, qui guide non seulement le sens où se construit le sujet, le monde et ses relations avec les objets du monde et avec autrui, mais aussi son travail d'interprétation [...considéré] comme une stratégie récursive visant non pas tant l'action sur autrui que l'action sur soi » (1996 : 104)[112].

Concernant le *je*, que remarque-t-on ?

- D'abord, qu'il s'élabore, se situe, se positionne comme objet de discours par rapport aux discours sociaux sur l'individu ou les comportements acceptables. Ainsi, l'alcoolique n'a de cesse de se positionner comme un buveur ordinaire. Il s'inscrit ainsi dans les discours sociaux sur le buveur, la boisson et l'alcoolisation[113]. De ce point de vue et concernant l'image de lui dans le discours, l'alcoolique s'inscrit dialogiquement dans la lignée des discours de la doxa. Il en va de même pour Damien qui emprunte, parlant de sa sexualité, les discours définissant la pratique amoureuse "normale" : alors qu'il veut nous annoncer son penchant homosexuel ou bisexuel, il insiste sur son amour du corps des femmes et sur l'impossibilité de la vie quotidienne avec un autre homme... Son discours est ainsi marqué par les discours dominants délimitant les comportements les mieux acceptés car les plus couramment affichés dans nos sociétés. A travers ces deux cas (l'alcoolique en

---

[112] A. Coïaniz, 1996, *Communication et conflits d'interprétation*, éd. Presses Universitaires Montpellier III, coll. "Langages et cultures".
[113] Cf. F. Péréa, 2002, *Paroles d'alcooliques ; discours–interaction–subjectivité*, éd. l'Harmattan, coll. "langue et parole".

général, le cas de Damien), nous observons que les discours des locuteurs s'inscrivent dans un rapport aux discours dominants et n'ont de cesse de se positionner par rapport aux discours sur le honteux et le stigmatisable (l'alcoolisation morbide, l'homosexualité[114]), les reprenant à leur compte pour parler d'une autre personne étrangère au *je* : ainsi apparaissent celui qui est « rond » ou « vraiment bi [-sexuel] ».

- Le *je* mis en discours est soumis à la réponse anticipée, supposée, de l'allocutaire. Nous avons montré comment Damien prenait des précautions avant d'accorder certains prédicats au pronom qui le représente dans l'énoncé. Pour l'alcoolique, la réponse d'autrui, en ce qu'elle peut être négative, est tout bonnement annulée puisque l'on assiste à une "désubjectivisation" de l'autre à qui l'on ne demande pas son nom, qui n'a pas droit aux initiatives conversationnelles sous peine de rencontrer le mutisme de l'interlocuteur alcoolique, qui ne peut raconter son histoire[115]...

- Enfin, le *je* est dialogiquement soumis aux *autres* discours tenus sur la personne du locuteur. Il nous est difficile ici d'explorer cette dimension dialogique : il faudrait pour cela savoir, par exemple, comment Damien a été dit par sa mère, son père, son entourage, ses amis, etc., tout au long de son existence ; ainsi, comment sa personne s'est forgée en se frottant aux mots d'autrui et dans quelle mesure et comment le *je* actualisé intègre ces paroles précédemment tenues sur lui.

L'approche du cercle de Bakhtine nous confronte à un *je*, mis en discours, qui en emprunte à la doxa, aux autres qui ont qualifié la personne énonciatrice, à la réaction potentielle de l'allocutaire. Le *je*, objet du discours, est donc hétérogène : les masques pronominaux (actualisés consciemment ou non), viennent également pointer la fragilité de la distinction entre soi et autrui que le *je* est censé incarner.

---

[114] Nous ne voulons pas signifier que l'homosexualité soit honteuse ou anormale mais adoptons ici le point de vue de Damien qui peine à l'assumer au moment de l'aveu.

[115] Cf. F. Péréa, 2002, *Paroles d'alcooliques, discours, interactions, subjectivité*, éd. L'Harmattan, coll. "langue et parole".

Du côté de la psychanalyse

J. Authier-Revuz conceptualise également l'hétérogénéité constitutive à la lumière de l'approche freudienne de l'inconscient et plus particulièrement des "gloses" de J. Lacan.

Dans la perspective psychanalytique, l' "autre" qui intercède dans tout discours est considéré comme « autre – sujet de l'inconscient » ou encore, pour rester dans la référence à Lacan, comme « Autre » (grand A, majuscule).

Cet Autre s'articule à la conception d'un sujet divisé, clivé, qui n'est cependant ni dédoublé ni compartimenté. La division appelle en effet la barre (/ de l' « inter-dit ») qui, autant qu'elle sépare les deux éléments, les contient en un lien nécessaire. Il y a alors, en chaque sujet, quelque chose qui lui échappe :

> « L'inconscient est cette partie du discours concret en tant que transindividuel, qui fait défaut à la disposition du sujet pour rétablir la continuité de son discours conscient [...]. L'inconscient est ce chapitre de mon histoire qui est marqué par un blanc ou occupé par un mensonge : c'est le chapitre censuré » (J. Lacan[116], 1953 : 136).

Sur le plan du discours apparaît alors la « refente » du sujet puisque « *le "je" qui énonce ; le "je" de l'énonciation, n'est pas le même que le "je" de l'énoncé, c'est-à-dire le "shifter" (l' "embrayeur") qui, dans l'énoncé, le désigne* » (J. Lacan[117], 1973 : 127). C'est ainsi de la distinction énoncé / énonciation que tout dérive. J. Lacan nous présente alors un sujet de l'énoncé littéral, auquel le locuteur s'identifie, et un sujet de l'énonciation (un Autre sujet) qui se sert du signifiant pour lier le désir à la chaîne des vocables. Les deux sujets –de l'énoncé et de l'énonciation– sont séparés par l' « inter-dit ».

C'est alors avec un « envers du discours » que nous avons affaire (pour reprendre l'expression de C. Clément[118]) : non pas un autre discours mais une lecture (ou prononciation) du discours par

---

[116] J. Lacan, 1953, "Fonction et champ de la parole et du langage en psychanalyse", dans *Ecrits I*, éd. Seuil.

[117] J. Lacan, 1973, "Les quatre concepts fondamentaux de la psychanalyse", dans *Ecrits XI*, éd. Seuil.

[118] C. Clément, 1973, *Le pouvoir des mots*, éd. Mame.

l'Autre, qui dit à l'insu de ce dernier le désir du sujet. Le discours de l'Autre est donc un discours à repérer dans le lapsus ou le double sens, dans le ton ou la métaphore... :

> « La psychanalyse [...] met à jour comme loi de toute parole [...] le fait que toujours, sous nos mots, d' "autres mots" se disent ; que derrière la linéarité conforme à "l'émission par une seule voix" se fait entendre une "polyphonie" et que "tout discours s'avère s'aligner sur une partition", que le discours est constitutivement traversé par le discours de l'autre » (J. Authier-Revuz, 1982 : 140-141).

Dès lors, d'où parle-t-on ? De la place d'un sujet qui peut être dit, identifié. Et comme il faut parler : d'une seule voix qui est celle de ce sujet. D'*ailleurs*, on ne peut parler. Tout au plus, « ça » parle à l'insu du sujet, ça s'inscrit en envers du discours. A ce moment, précise G. M. J. Knæbel[119] :

> « Il vaudrait mieux éviter le je conscient, rationnel et volontaire dans l'expression "je parle de moi". Il serait plus juste de s'exprimer ainsi : (tout) moi parle de moi, (tout) soi parle de soi. Ou mieux encore, sans peur de passer pour un dérangé, on dirait carrément : "me je parle" où me est le sujet et je le complément d'objet » (1995 : 18).

Entre les deux, une ligne délimite le sujet et le discours soutenables, une frontière au-delà de laquelle se trouve le dicible, en deçà de laquelle se tapit l'indicible (irracontable à soi-même, contrevenant au *je* (de l'énoncé), à l'équilibre moïque) et au guichet frontalier de laquelle se trouve le caché à autrui (l'intime honteux ou pas). L'identité est ainsi délimitée par la place et la position que le sujet occupe dans cette géographie. Et V. Descombes[120] de pointer alors une conception particulière du *sujet* :

> « Le *sujet*, au sens moderne de sujet de la représentation, est cette instance du je qui "doit pouvoir" se penser identique dans toutes ses représentations [...] La définition du sujet de l'énonciation est, comme il convient à un sujet, son *identité*, celle-ci étant tour à tour

---

[119] G. M. J. Knæbel, 1995, "Parler de soi", dans *Informations sociales*, n°47, pp. 16-23.
[120] V. Descombes, 1977, *L'inconscient malgré lui*, éd. de Minuit, coll. "critiques".

> définie comme lieu de production des énoncés, lieu discernable par un partage du dicible et de l'indicible (ou loi de l'énonciation). Le sujet est *là où il parle* » (1977 : 79-80).

Avec la psychanalyse, nous rencontrons ainsi une autre hétérogénéité du discours : celle qui se situe dans l'assomption inconsciente du discours et qui fait que, de quelque part, on ne sait pas ce que l'on dit.
Certaines formules employées ici, à la suite de Lacan, peuvent cependant poser problème. Cela est particulièrement le cas avec la distinction « je de l'énoncé » *vs* « je de l'énonciation ». Cette récurrence du *je* qui peut être en même temps, en étant clivé, conscient et inconscient ne va pas sans poser un problème terminologique.
Afin de conserver un emploi stable aux mots que nous avons définis jusqu'ici, nous proposons d' "appliquer" l'approche psychanalytique aux signifiants *soi, personne, je.*

Nous avons défini le *soi* comme une image moïque (d'une partie du Moi) qui correspond à la conscience qu'un individu a de lui-même. Cette conscience de soi est mise en scène, de manière circonstancielle, dans l'interaction et sous une certaine forme, face à autrui, et cette mise en scène, nous la nommons désormais *personne*, conformément à l'étymon "masque de théâtre, personnage", puisque elle est travaillée par des rôles, des statuts sociaux... Ainsi, le *soi* apparaît comme une synthèse des *personnes* passagères. Que la *personne* soit un *soi* mis en scène ne signifie pas qu'elle ne subit pas inconsciemment l'influence d'autres instances de la psyché (pour reprendre le triptyque freudien : ça, surmoi, reste du Moi (défenses...)). Cette *personne*, position de *soi* actualisée, circonstancielle, est mise en discours sous le *je* censé la représenter sauf cas de la pudeur ou du mensonge. Si l'individu ne croit pas, sauf ces derniers cas, qu'il correspond au *je* ou si l'interlocuteur perçoit sa discordance, il peut passer pour fou, pour schizophrène ou l'on dira à son propos qu'il est "fourbe" ou "qu'il se prend pour un autre". Du Moi au *je*, on retrouve une succession d'écrans ou de masques posés sur une hétérogénéité que l'individu se doit de méconnaître[121]. Le processus du travail de l'image et de la conception de soi est bilatéral : s'il se génère du *soi* au *je*, ce dernier influence également ce premier, par des phénomènes spéculaires (réponse de l'autre, « *auto-perlocution*[122] »...) rétroactifs.

D'autres sous *je*

La pluralité des voix pointée dans l'hétérogénéité constitutive souligne la question de l'altérité, du rapport :

- aux autres, aux groupes de référence et / ou d'appartenance où l'on s'inscrit dans la mêmeté et d'où l'on pointe la barbarie... où l'on parle, se parle, se conçoit, dans l'ensemble ;
- à l'autre, tiers, auquel s'identifier ou dont on se défie, référant parfois à un groupe, quelque fois à un ancien allocutaire... ;
- à autrui, l'allocutaire, le co-énonciateur qui permet une certaine actualisation du *je* dans un certain contexte ; cette altérité est en partie spéculaire ;
- à soi-même, passé, présent, à venir, gravitant autour du *je* circonstanciel, actualisé dans la situation de production du discours ; un *je* à citer, à montrer, à cacher, à travestir... ;
- à l'Autre, qui soutient, de l'inconscient, l'énonciation à l'insu du *je*.

Chacune de ces figures de l'altérité est susceptible de remplir, selon qui est cet autre et la situation, le rôle de l'*ego*, de l'*alter* ou encore de l'*aliud*[123], par rapport auxquels le *je* doit se situer. Dès lors, on conçoit le rôle capital et fondateur du discours où apparaît le *je* dans la dynamique subjective, ce discours différemment homogène et hétérogène, à la fois mensonge et vérité, entre l'un et le multiple, soi et autre...

---

[121] Et J. Authier-Revuz de préciser : « *En effet, si le moi remplit pour le sujet une fonction réelle, essentielle, qui est une fonction de méconnaissance, il s'agit pour le linguiste de reconnaître, dans l'ordre du discours la réalité des formes pour lesquelles le sujet se représente comme centre de son énonciation, sans pour autant se laisser prendre lui-même à cette représentation illusoire. Si l'on veut, le linguiste ne doit pas "croire l'énonciateur" sur parole* » (1982 : 142-143).

[122] Selon l'expression d'A. Coïaniz, 1996.

[123] Cf. première partie.

C'est que le *je*, de sa position dans le discours, se doit de ne représenter qu'un *ego* sous peine de passer pour un dérangé, un schizophrène, ou encore, pour être à la mode américaine, atteint de Multiple Personality Disorder (MPD). Alors, le *je* apparaît comme le lieu où se fonde l'identité, l'effet d'unité et d'homogénéité, en résistance à l'hétérogénéité qu'il doit occulter, quitte à prendre des masques.

• Effet d'identité et d'homogénéité

Temps et identité narrative chez P. Ricœur
Avec P. Ricœur, nous nous attachons à l'identité marquée par la permanence et l'unité. Pour ce faire, nous référons à certains de ses travaux : *Temps et récit* et *Soi-même comme un autre*[124]. L'approche générale de l'auteur s'articule autour de deux pôles en étroite relation : l'aporie du Temps et l'identité narrative.

P. Ricœur considère le Temps non pas comme une référence cosmique qui s'écoule immuablement et irréversiblement (la Chronologie) mais comme une intuition phénoménologique du sujet. Dès lors, apparaît l'aporie du Temps qui ne peut plus être considéré à travers les grandes catégories chronologiques que sont le passé, le présent et le futur, mais à travers un présent triple en tension entre la mémoire (passé du présent), l'attente (futur du présent) et le présent du présent (qui transforme l'attente en mémoire). Ce temps phénoménologique peut sembler inhabituel : le passé n'est plus (il n'y a que mémoire), le futur n'est pas (il est attente) et le présent (du présent) qui soutient les deux autres n'est paradoxalement qu'un passage qui n'existe qu'au moment fugace du dire. La surprise vient de l'aporie de la distance infranchissable entre Temps phénoménologique et Chronologie historique.
Le récit répond à l'aporie du temps, affirme P. Ricœur. Qu'est-ce à dire ? S'appuyant sur le concept aristotélicien de Mimésis, l'auteur explique que le récit produit de la concordance dans la discor-

---

[124] P. Ricœur, 1983 (t.1), 1984 (t.2), 1985 (t.3), *Temps et récit*, éd. Seuil.
P. Ricœur, 1990, *Soi-même comme un autre*, éd. Seuil, coll. "Points / essais".

dance, qu'il unit les trois aspects du Temps. Ainsi, le récit prend à sa charge la multiplicité et l'unifie dans une Mimésis triple :

- la Mimésis 1 est la préfiguration, l'amont de l'œuvre. Elle réfère au départ à l'expérience pratique, cette dernière étant déjà ordonnée dans et par la culture. A ce stade, l'expérience peut potentiellement être ordonnée temporellement ;
- la Mimésis 2 est la configuration. Les éléments se succèdent et font corps : les différents moments de l'événement sont "diégétisés" dans la narration. La concordance (éthique et esthétique) de la discordance temporelle est opérée, l'aporie abolie par le texte dans lequel passé, présent et futur sont bel et bien présents ;
- la Mimésis 3 est la refiguration. L'événement re-signifié a une conséquence pragmatique. C'est le "retour en arrière" qui est rendu possible.

Alors, les progressions et digressions temporelles sont permises. Progressions du passé au futur (de l'événement à la lecture par exemple) et digressions du futur au passé (lorsque le lecteur prend connaissance du texte). Le récit semble alors répondre à l'aporie du temps en créant un "tiers-temps" qui opère la médiation entre le temps du vécu et le temps cosmique en empruntant à l'histoire sa capacité à référer.

Le temps du récit, du dit, est ce temps médian, ce tiers-temps qui autorise la référence à la chronologie triplement segmentée en passé / présent / futur.

Reste alors au sujet à s'inscrire par cette narration "chronologisante".

Cette nouvelle chronologie offre ainsi un lieu d'inscription à l'existence. C'est en comptant avec elle que l'individu peut étayer son identité. Identité ? Pour saisir ce concept, Ricœur convoque de nouvelles catégories aristotéliciennes : l'*ipsé* et l'*idem*[125] sont alors les deux pôles de l'identité personnelle.

- Le "même" (ou l'*idem*), c'est l'identité statique. P. Ricœur l'explicite :

---

[125] P. Ricœur (1990) traduit fréquemment "idem" par "même". On parlera alors du contraste ipséité-mêmeté.

.e "même", c'est *l'unicité* qui permet l'identification et la re-dentification dans le temps.
.e "même", c'est *l'identité qualitative*. Il nous faut comprendre par à que deux choses sont substituables l'une à l'autre (à deux époques différentes par exemple).
.e "même", c'est *la continuité ininterrompue* (le "même" ne connaît pas le changement par "cassure").
.e "même", c'est enfin *la permanence dans le temps.*
En résumé chez P. Ricœur, le "même" répond à la question "Quoi?".

- La permanence dans le temps est toute la problématique de 'identité personnelle. Le questionnement fait alors le lien avec '*ipsé*.

.'*ipsé* est la *parole tenue*. Celle-ci paraît bien défier le temps et naintenir l'identité.
.'*ipsé* convoque alors le "qui".

- Reste alors le *caractère*. Celui-ci forme l'ensemble des marques qui permettent de distinguer un individu et de le re-identifier 'même" pour P. Ricœur ; « *le caractère fait adhérer le quoi au qui. l semble que le caractère puisse revêtir une dimension narrative* » 1990 : 148).

.a problématique plus simplement posée peut se résumer en : qu'est-ce qui fait qu'un individu puisse dans le temps être identifié comme "même" ?
C'est pour répondre à ce questionnement que Ricœur en appelle au écit. Lui seul semble en effet à même de créer l'équilibre entre la *concordance* (la re-identification possible) et la *discordance* (la re-dentification mise en péril par les aléas de l'existence, l'essence par les accidents). Comment le récit opère-t-il cette médiation ?
.a mise en intrigue inhérente au récit converge vers une finalité qui aboutit à la construction d'un personnage constituant un "tout", une somme de caractère(s). Les événements du récit ne sont plus les accidents venant troubler le "même" individu en brisant la ontinuité de l'existence, mais des *contingences*, des nécessités qui xpliquent l'unicité, l'unité en devenant élément du *destin* de 'individu-personnage.

Alors, à Ricœur de préciser : « *Le récit construit l'identité du per sonnage, de ce que l'on peut appeler son "identité narrative", en construisant celle de "l'histoire racontée". C'est l'identité de l'histoire qui fait l'identité du personnage* » (1990 : 175) et C Charbonneau de gloser : « *Je suis la façon dont je change : mon identité narrative est celle de ma capacité d'être historique*[126] ».

Quelle place peut occuper le *je* dans cette identité narrative du per sonnage ? Le pronom de la première personne est l'élément stable du récit : si les prédicats changent au cours de l'existence, s l'historie se modifie, se bouleverse..., la permanence du *je* n'es jamais remise en cause. Le *je* est, entre autres (dont le nom propre alors que lui est des plus communs), la forme récurrente et in contournable de la personne depuis que celle-ci peut se dire.
Le pronom permet ainsi de cristalliser la Mêmeté de la personne en remplissant toutes les conditions du Même :

- il est garant de l'unicité en s'opposant aux formes plurielles ;
- il peut toujours désigner l'énonciateur et son "noyau qualita tif" stable (qui reste le même) ;
- il assure, en étant la seule forme possible pour se désigner (à quelques rares exceptions), la continuité ininterrompue ;
- il assure la permanence dans le temps.

Facteur de concordance, le pronom de la première personne offre ainsi un support d'identification à soi-même stable, permanent dans le temps.

Nous trouvons là une première caractéristique de l'uniformisation et de l'identité du *je* : forme grammaticale singulière et "propre[127]" il exclut les autres et assure, dans sa trace, à la fois la *Mêmeté uni que* et la *continuité* de la personne.

---

[126] C. Charbonneau, 1993 : "Esquisse d'une typologie psychiatrique des récits" dans Q. Debray, B. Pachoud et alii, *Le récit. Aspects philosophiques, cognitifs e psychopathologiques*, éd. Masson, p. 43.

[127] Car c'est le paradoxe du *je* : employé par tous, il n'en reste pas moins d'une certaine manière propre à chacun. Le *je* de l'autre est bien distinct : écoutant « je » dans la bouche d'autrui, je ne peux entendre qu'un *tu*.

Identification – assimilation
Le signifiant *identification* renvoie à plusieurs acceptions courantes :

- le substantif peut renvoyer au verbe transitif ("identifier" quelqu'un ou quelque chose) et désigner l'établissement d'une identité, la reconnaissance de la nature de quelqu'un ou quelque chose ;
- le substantif peut également renvoyer à la forme transitive du verbe ("s'identifier à, avec") et désigner un processus par lequel un individu se rend, par la pensée, identique à un autre.

L'identification que nous présentons ici n'est à prendre, *stricto sensu*, dans aucune de ces deux acceptions. En effet, si une personne reconnaît pouvoir être influencée par une autre ou la prendre pour modèle par exemple, il n'est reste pas moins qu'elle maintient -quel que soit le degré d'influence– la distinction soi / autrui, quand bien même elle reconnaît certains traits de ressemblance.
Pourtant, il faut reconnaître qu'une partie de notre personnalité emprunte aux autres. Autrement dit : notre identité s'élabore comme altérité non consciente.
Nous avons déjà pointé ce phénomène avec le narcissisme et l'identification primaire de l'enfant à soi-même (le stade du miroir nous en donnait un exemple), ce soi-même étant élaboré comme un autre. Par la suite, l'identification telle que la pointe la psychanalyse désigne l'emprunt de traits à autrui, traits qui sont assimilés par le Moi, et que l'on peut retrouver dans le soi : ils sont alors considérés comme constituants de celui-ci.

Cette acception particulière et psychanalytique demande à être précisée. E. Roudinesco et M. Plon[128] définissent l'identification comme « *le processus central par lequel le sujet se constitue et se transforme en assimilant ou en s'appropriant, en des moments clés de son évolution, des aspects, attributs ou traits des êtres humains*

---

128 E. Roudinesco et M. Plon, 1997, *Dictionnaire de la psychanalyse*, éd. Fayard.

qui l'entourent » (1997 : 477). J. Laplanche et J.-B. Pontalis[129] en offrent une définition assez similaire : « *Processus psychologique par lequel un sujet assimile un aspect, une propriété, un attribut de l'autre et se transforme, totalement ou partiellement, sur le modèle de celui-ci. La personnalité se constitue et se différencie par une série d'identifications* » (1967 : 187).

Il faut particulièrement insister sur le caractère inconscient de l'identification. En psychanalyse en effet, le terme ne désigne nullement l'exemple modélisateur imité en conscience :

> « L'identification n'est pas une simple imitation mais une appropriation fondée sur la prétention à une étiologie commune ; elle exprime un "tout comme si" et se rapporte à un élément commun qui demeure dans l'inconscient » (S. Freud[130], 1967 : 137).

Reprenant S. Freud, E. Roudinesco et M. Plon précisent qu'il y a là un désir refoulé de « faire comme », « d'être comme ». Fixant cette première qualité –son caractère inconscient– S. Freud ne fournit cependant pas de définition stable de l'identification, bien qu'il en fasse une valeur centrale, une opération par laquelle le sujet se constitue.

Et cette constitution entraîne une modification du Moi, comme le pointe O. Fénichel[131] en adoptant le point de vue de la seconde topique freudienne :

> « La place de l'objet est prise soit totalement, soit partiellement, par le Moi. Nous connaissons bien une vicissitude d'instinct se traduisant par un changement semblable lorsque cet instinct se tourne vers le Moi, et nous l'expliquons par une régression au narcissisme. Dans l'identification, toutefois, ce n'est pas le Moi tel qu'il existait auparavant qui est devant l'objet d'une pulsion du Ça : le Moi se transforme » (1978 : 137).

La première identification emprunte à ce qui sera soi-même et s'étaye sur un objet en chantier : l'image du corps en découverte.

---

[129] J. Laplanche et J. -B. Pontalis, 1967, *Vocabulaire de la psychanalyse*, éd. PUF.

[130] S. Freud, 1967, *L'interprétation des rêves*, éd. PUF.

[131] O. Fénichel, 1978, "Une somme", dans *L'identification ; l'autre, c'est moi*, recueil de textes, éd. Tchou, coll. "Les grandes découvertes de la psychanalyse".

'image renvoyée à l'enfant par son entourage proche... Par la uite, le Moi va assimiler différents traits de caractères, différentes :aractéristiques d'autrui et les prendre à son compte, se modifiant, le manière inconsciente. La formule est aujourd'hui fréquente : le Moi est semblable à un oignon, il est constitué en couches comme les peaux qui sont autant d'identifications.
Au-delà de l'hétérogénéité des instances de la psyché, 'identification pointe l'hétérogénéité du Moi. Mais nous avons léjà précisé qu'en conscience, si elle peut reconnaître l'influence les autres, la personne se distingue de ces derniers, quand bien nême cette personne est tramée d'altérité.

.e *soi*, la *personne*, le *je*, dont nous avons dit qu'ils étaient, pour eprendre les termes de la psychanalyse, préconscients ou conscients même s'ils peuvent être motivés par des processus inconsients, se distinguent en étant le lieu où la dialectique soi / autrui st tranchée au profit d'une conscience "unifiante" du sujet. Alors, lans le discours, certaines positions, certains attributs caractérisant e *je*, bien qu'ils soient la conséquence d'une identification, sont ris pour la personne propre, pour des caractéristiques idiosyncraiques. Autrement dit, en disant *je*, le locuteur délimite ce qu'il 'approprie, ce qu'il a assimilé et prend pour lui-même, marquant ans l'univers des signes ce qu'il n'accorde plus aux autres (mais u'il peut éventuellement partager).

Défense et méconnaissance

Revenons à J. Authier-Revuz :

> « En effet, si le Moi remplit pour le sujet une fonction réelle, essentielle, qui est une fonction de méconnaissance, il s'agit pour le linguiste de reconnaître, dans l'ordre du discours la réalité des formes pour lesquelles le sujet se représente comme centre de son énonciation, sans pour autant se laisser prendre lui-même à cette représentation illusoire » (1982 : 142-143).

épétons pour terminer (sans prétention exhaustive) que, comme le ouligne Authier-Revuz, le Moi se doit de méconnaître hétérogénéité. Si l'on considère le Moi dans l'économie subjecve de la seconde topique freudienne, celui-ci a trois maîtres : le ça, le surmoi et la réalité extérieure. C'est dire que le Moi remplit une fonction médiatrice entre diverses instances de la psyché, cette médiation étant caractérisée entre autres par des mécanismes de défense inconscients (refoulement, conversion, isolement, déplacement, déni, projection). Ces défenses ont pour but d'assurer une intégrité du Moi et de permettre à la conscience d'être en accord avec "elle-même", c'est-à-dire de permettre à l'individu d'avoir une représentation de lui-même homogène, équilibrée, satisfaisante et adaptée à la réalité et aux autres qui l'entourent. Ces défenses sont liées à la méconnaissance : certaines parties de la psyché doivent être occultées quand d'autres sont fondées en conscience en vue d'une personne unifiée. C'est ici que nous plaçons le *soi* selon la définition des plus simples que nous lui avons accordée, la *personne* qui correspond à ce *soi* mis en situation, et le *je* qui correspond à une posture de cette *personne* dans l'énoncé, posture dépendante d'autrui, du regard de l'autre, de la situation d'interaction et du contexte culturel.

3. Soi, le regard de l'autre, la culture

Dans ce chapitre, nous revenons sur certains points déjà abordés en filigrane, au fil du texte. Après avoir insisté sur la place et la fonction du *soi*, de la *personne* et du *je* dans l'économie subjective, d'un point de vue centré sur l'individu, il nous semble important de porter l'accent sur certains aspects de la relation intersubjective et du contexte socioculturel qui pèsent de tout leur poids sur la considération et la présentation de soi.

• De l'autre pour atteindre soi

Il suffit que quelqu'un me parle pour que je sois ce que je suis, pour que je sois sujet, inscrit dans un monde de signes : on s'entend dire "tu" avant de dire "je". L'autre me dit, me qualifie, se frotte à mes contours et en renvoie l'image spéculaire. Comme la mère dit à l'enfant qu'il est méchant et celui-ci, même s'il ne veut pas la croire, doit se positionner près ou loin de ces mots, parce qu'il n'a d'autre choix que de s'étayer sur l'entourage.
Il suffit que quelqu'un me parle pour que je sois ce que je suis ou, pour Sartre, il suffit que qu'un me *regarde*, pour que je sois ce que je suis.

Se dire, dire *je* suppose l'autre. On l'a vu : depuis l'épreuve du miroir, l'ontogenèse s'étaye sur autrui. G. W. H. Hegel[132] écrit déjà : « *La conscience de soi est en soi et pour soi quand et parce qu'elle est en soi et pour une autre conscience de soi ; c'est-à-dire qu'elle n'est qu'en tant qu'être reconnu* » (1939 : 155). J. -P. Sartre[133], s'inscrivant dans sa lignée, s'attache à la nécessaire présence d'autrui dans la conscience de soi, saisissant cette influence dans le regard. Ce regard de l'autre saisit mon corps et ainsi, l'objectivise. Alors, il rend ma présence au monde tangible, saisissable (d'un

[132] G. W. H. Hegel, 1939, *La phénoménologie de l'esprit*, éd. Aubier-Montaigne.
[133] J. -P. Sartre, 1943, *L'être et le néant*, éd. Gallimard.

coup d'œil), il me place *de facto* dans un monde extérieur que l'expérience subjective me fait distinguer de moi.

> « Par le regard d'autrui, je me vis comme figé au milieu du monde, comme en danger, comme irrémédiable » (1943 : 314).

Dès lors, le regard de l'autre m'aliène, me soumet. Cette nécessité d'en passer par l'autre pour se saisir soi-même et cette aliénation font que l' « *enfer c'est les autres* ». Et « *ce danger n'est pas un accident, mais la structure permanente de mon être-pour-autrui* » (1943 : 326). Car le regard de l'autre n'est pas simplement "oculaire", il est *subjectif*, et lors l'image de moi résulte de son point de vue qui m'objectivise en un être-pour-autrui dont l'image n'est pas coupée de moi : « *c'est mon* être-dehors *: non pas un être subi et qui serait lui-même venu du dehors, mais un dehors assumé et reconnu comme* mon *dehors* » (1943 : 133). Et pour limiter, contrôler, cet autre m'objectivant, je n'ai à mon tour qu'à le regarder.

J. Mainsonneuve[134] contestera la thèse sartrienne en rappelant que le regard d'autrui peut aussi être bienveillant, être positif, peut aussi conforter. Il remet ainsi en cause l'idée d'une aliénation forcément douloureuse.

Il n'en reste pas moins que l'ascendance du regard d'autrui sur l'image de soi n'est, elle, pas contestée. Et G. Bachelard[135] d'écrire :

> « Nous vivons endormis dans un Monde de sommeil. Mais qu'un *tu* murmure à notre oreille, et c'est la saccade qui lance les personnes : le moi s'éveille par la grâce de toi. L'efficacité spirituelle de deux consciences simultanées, réunies dans la conscience de leur rencontre, échappe soudain à la causalité visqueuse et continue des choses. La rencontre nous crée : nous n'étions rien –ou rien que des choses– avant d'être réunis ».

Le travail sur l'image de soi est donc lié à cette présence d'autrui (quand bien même celui-ci n'est qu'idéel). R. Laing s'inscrit à son

---

[134] J. Maisonneuve, 1966, *Psychosociologie des affinités*, éd. PUF.
[135] dans la préface à *Je et tu*, 1969, de M. Buber, éd. Aubier.

tour dans la lignée sartrienne. Il développe dans *Soi et les autres*[136] deux notions :

- la notion de *confirmation* qui désigne la ratification par autrui des éléments constitutifs de notre identité. L'identité est ici perçue dans une dimension largement sociale (s'y articulent places, rôles, traits particuliers) ;
- la notion de *complémentarité* nous renvoie au nécessaire ajustement de l'un à l'autre. Ainsi, le fils fait le père tout autant que celui-ci l'a fait et l'un l'autre se confortent et s'ajustent dans leurs rôles et leurs expériences mutuelles.

C'est dire alors l'importance que l'on accorde à la présentation de soi et à la ratification de cette image présentée à / par autrui. On peut ajouter alors, aux notions de confirmation et de complémentarité de R. Laing, les deux types de présentation de soi que pointe A. Mucchielli[137] :

- la présentation de *conformisation* consiste à proposer une image de soi conforme aux attentes générales : « *car, en se conformant, c'est-à-dire, finalement, en faisant comme tout le monde, l'individu a moins de chance de se faire mal juger* » (1995 : 180-181) ;
- la présentation de *prestance*, par laquelle l'individu essaie d'attirer l'attention et les valeurs d'autrui.

Les images de soi sont donc manipulées en fonction de la présence d'autrui, consciemment ou non consciemment, mises en scène, selon l'expression d'E. Goffman.
Pour E. Goffman[138], les relations sociales sont comparables à des pièces de théâtre dans lesquelles nous sommes des acteurs qui doivent tenir des rôles. Il convient alors de distinguer la "scène" (rôles sociaux) des "coulisses" où chacun peut se laisser-aller, où nous n'avons à rendre de compte au spectateur. Etablir la comparaison

136 R. Laing, 1971, *Soi et les autres,* éd. Gallimard, éd. originale en langue anglaise : 1964.
137 A. Mucchielli, 1995, *Psychologie de la communication,* éd. Puf, coll. "Le psychologue".
138 E. Goffman, 1973, *La mise en scène de la vie quotidienne*, éd. de Minuit (2 volumes : 1. La présentation de soi ; 2. Les relations en public).

avec la représentation théâtrale, c'est accorder la primauté au regard de l'autre qui intervient dans l'identité (circonstancielle dans l'interaction, "générale" par répercussion). L'acteur cherche alors, dans ses rencontres, à donner une image valorisée de lui-même et à la faire respecter par autrui. C'est cela que E. Goffman, désigne par « *face want* ». On distingue alors la *face* (ou "face positive" chez P. Brown et S. Levinson[139]) qui est l'image de soi actualisée et valorisée sur la scène, du *territoire* ("face négative") qui correspond à la sphère privée, au jardin secret ou, si l'on poursuit la comparaison goffmanienne, aux coulisses.
La relation ordinaire est conditionnée par la considération et le travail des faces des interlocuteurs : c'est le *face work*. Chacun a ainsi à faire respecter sa face et son territoire et à ménager ceux de son interlocuteur car les "politesses" sous-tendent des enjeux identitaires et relationnels. C. Kerbrat-Orecchioni[140] précise alors :

> « La notion de politesse [recouvre] tous les aspects du discours qui sont régis par des règles, et dont la fonction est de préserver le caractère harmonieux de la relation interpersonnelle » (1996 : 64-65).

Les rituels sociaux déterminent ainsi la prestation et la prestance des uns par rapport aux autres et le souci d'harmonie de la relation interpersonnelle fait qu'aucun des participants à l'échange ne doit perdre la face.

D'une manière générale et de diverses façons, ces auteurs pointent la détermination de l'autre, sa fonction spéculaire et contraignante en ce sens que l'individu a toujours à s'adapter à l'autre s'il espère une ratification narcissique. G. M. J. Knæbel[141] appuie :

> « L'idée essentielle se résume ainsi : ce que un A peut vouloir dire de soi à B est interprétable à partir de la relation qui les unit, ici et maintenant, en tant que cette relation fournit le cadre de l'interprétation, décide des pertinences, les hiérarchise entre elles,

---

[139] P. Brown et S. Levinson, 1987, *Politeness*, éd. Université de Cambridge.
[140] C. Kerbrat-Orecchioni, 1996, *La conversation*, éd. Seuil, coll. "LS".
[141] G. M. J. Knæbel, 1995, "Parler de soi", dans la revue *Information sociale*, n°47, pp. 16-23.

> en tant que cette relation est ce de quoi il est décidé à travers le parler de soi de l'un des membres adressé à l'autre membre.
> D'autre part, au fur et à mesure que se succèdent des rencontres où A aura parlé de soi, un tableau se dresse petit à petit, se dégrossit, s'infléchit, vacille, renaît vert-de-gris peut-être, se colore en tout cas. Ce tableau n'appartient ni à A, qui n'en détient pas la clef (d'ouverture, de lecture, d'écriture –on a jamais fini de faire son analyse, on passe à autre chose). Ce tableau est virtuel avant chaque rencontre, fragilement réalisé, actualisé lors de chacune d'elles (scintillement du luciole dans la nuit). [...] Quand on commence à parler de soi, on finit toujours par parler des autres. Quand on voudrait parler de soi, on ne parle que des autres. Quand on ne voudrait qu'être soi, un tout petit ou un tout gros soi, on n'est décidément que les autres » (1995 : 22).

Avec G. M. J. Knæbel se conjoignent l'hétérogénéité constitutive et l'influence de l'interlocuteur. Finalement, l'individu ne trouve, cherchant "soi", que des "autres". Mais il faut préciser –encore une fois– que le sujet se doit de méconnaître (tout du moins en très grande partie) la plupart des altérités et croire en une unité stable d'un soi, aussi « virtuel » soit-il, en l'actualisant à chaque fois en *personnes* à dire en *je* différents comme autant d'interrupteurs éclairant la "bonne" personne selon les circonstances.

Et justement, ce *je*, offert et soumis à l'interprétation, apparaît face à l'autre à qui le locuteur dit "tu", à son regard sartrien, à sa face goffmanienne, en conformité et en prestance, dans des jeux de confirmation et de complémentarité ou encore dans un cadre à la Knæbel.

C'est dire, si besoin est (c'est-à-dire s'il n'a pas le choix ou s'il y a intérêt), que le locuteur peut mentir, travestir son *je* (qui déjà est un masque à son insu, posé sur l'inconscient). C'est dire également que ce *je* est soumis à la pudeur, dans l'acception que J. et M. Morenon[142] donnent à ce terme, c'est-à-dire « *l'impossibilité consciente d'énoncer, laisser voir ou supposer certains phénomènes psychiques, certains actes ou attributs corporels, en rapport de contiguïté avec des désirs, des besoins ou des émotions* » (2003). Alors, sauf flagrant délit, *je* ne peut dire sans masque ni précaution

---

142 J. et M. Morenon, 2003, "Effet séparateur du langage : les déformations pudiques", dans la revue *Traverses*, n°5, éd. Presses Universitaires Montpellier III.
J. et M. Morenon, 1996, "Histoire naturelle de la pudeur", dans la revue *Synapse*, n°129, pp. 16-22.

ce qu'il n'est pas honteux de faire, en secret ; il ne peut, sans offen ser le *soi*, appeler par leur nom ces parties du corps, ou leur indis pensable usage. Soumis aux besoins de la nature, ceux qui partici pent à l'existence même du *soi*, *je* devient le plus secret possible Au premier niveau, il y a déjà là un masque à son insu, posé su l'inconscient. Mais le second niveau, celui de la pudeur, pose l masque en fonction d'autrui et en conscience. C'est dire que le *j* est également le lieu privilégié de la pudeur, dans l'acceptio tracée par Cicéron[143] :

> « [Ces organes] que la nature [...] a dissimulé, c'est cela même que tous ceux qui sont sains d'esprit éloignent des regards, et ils s'efforcent, aux besoins mêmes de la nature, d'obéir le plus secrètement possible. Quant à ces parties du corps dont l'usage est indispensable, ils n'appellent par leur nom ni ces parties ni leur usage, et il est indécent de dire ce qu'il n'est pas honteux de faire, au moins en secret ».

On peut dès lors esquisser quelques pistes de réflexion relatives a *je* et au *tu* sur le plan de l'interaction.
Dans l'ontogenèse, pour désigner soi, le *tu* précède le *je*, comm l'enfant répète les mots de l'adulte qui lui a donné un jouet : "c'es à toi", "c'est à bébé". Les parents se souviendront des difficulté rencontrées lorsqu'ils voulaient que leur enfant accède à la pre mière personne (les fameux « c'est à toi mais toi tu dois dire " moi" » !). C'est dire que le *je* qui va suivre, s'il marque l "manipulation" et l'expression d'une conscience de soi, est e grande partie dépendant de ces deuxième et troisième formes qu les autres ont énoncées à l'attention de cette conscience. Déjà l'influence d'autrui est constitutive du *je*.

Par la suite, et pour le restant de sa vie, l'individu dira *je* face à *tu* dans un processus de "pseudo-réversibilité" (car les deux pronom ne s'échangent pas réellement) ou plutôt d'alternance. C'est dir cette fois que le *je* ne prend forme et consistance que face à ce *t* (quand bien même ce dernier est imaginé, supposé), mis en scèn en fonction de celui-ci, avec des réserves imposées par la biens

---

143 Cicéron, *Le livre des devoirs*, cité par J. -C. Bologne, 1986, *Histoire de l pudeur*, éd. Orban, p. 302.

éance sociale et la pudeur, à moins que ce *je* ne commette un flagrant délit et s'actualise hors la loi de la rencontre sociale. Or, malgré le mensonge et la pudeur, la personne doit se prendre pour le *je* (à moins d'être hypocrite, auquel cas le *je* est vécu comme faux, dissimulateur) et alors les *je* qui se succèdent sont autant d'identifications circonstancielles liées à autrui, qui vont venir peser sur la conscience d'un *soi* qui n'est accessible que dans ses "accidents" quotidiens (on ne peut percevoir et ressentir tout "soi", il n'y a que des actualisations *in situ*, à des moments donnés, face à quelqu'un).

Je suppose toujours un *tu* (même idéel, supposé, fantomatique) comme la conscience de soi suppose l'autre qui porte un regard qui rend objet. La conscience de soi qu'a un individu est toujours conscience d'autre chose qu'il prend pour lui-même (avoir conscience de sa conscience suppose une distance entre ces deux consciences censées être la même, Une). Encore : dans la conscience de soi, le *soi* n'est jamais qu'un objet dans le regard et les mots d'autrui (les parents, les amis, les tu, il... jusqu'à soi s'observant), un objet extérieur au vécu premier de soi, un être-pour-autrui que l'on prend pour soi-même.

Du *je* au *tu*, on remarque une tension dans l'interaction, tension que pointent certains masques pronominaux. *Je* et *tu* nous distinguent ; *nous* peut nous réunir voire nous confondre ; *je* face à *tu* peut se faire disparaître lorsqu'il y a honte ou pudeur, comme lorsque le locuteur emploie "il" ; *je* peut impliquer le *tu* (il se désigne comme la deuxième personne du singulier) à la recherche d'une empathie rassurante ou d'une déculpabilisation ; etc.

Je, face au *tu*, tient une position, un rôle dans une relation à l'autre : *je*-père face au *tu*-fils, *je*-ami face au *tu*-ami, *je*-amant face au *tu*-maîtresse... avec les manières qu'ont ces deux-là d'être père et fils, amis, amants...

• Bouillon de culture

La perception et la conception de soi ne sont pas innées mais résultent d'un lent processus de mise en signe du monde dans lequel l'individu doit trouver et faire sa place. En s'inscrivant dans ce monde de signes, cet ordre symbolique, l'enfant se lie à autrui, aux autres, avec qui il partage ces signes.
Dans cette (co-) construction du sujet, il faut considérer l'importance de l'entourage et en premier lieu de la famille. A. Tabouret-Keller[144] souligne cette influence :

> « Le nouveau-né trouve une place que l'on peut qualifier de pré-parée pour lui. De ce point de vue, apprendre à parler revient à acquérir les moyens d'explorer cette place déjà toute prête, de se mesurer à ces attributs déjà fixés » (1974 : 323).

Et cette place « pré-parée » en premier lieu par la famille désigne à l'enfant ce qu'il est et doit être, ce qu'il ne peut pas être, l'inscrit dans un réseau de filiation, dans une généalogie avec laquelle il aura à composer son identité. D'une manière générale, dépassant le cadre de la famille pour envisager celui de la société et de la culture, C. Super et S. Harkness[145] proposent le concept de « niche développementale », soulignant ainsi l'ensemble des configurations sociales et culturelles orientant le développement de l'enfant dans des directions déterminées. C'est pointer ainsi, même si les *« surdéterminations de "sens" auxquelles chaque enfant à sa naissance correspond* [échappent] *à tout essai d'évaluation exhaustive* » (A. Tabouret-Keller, 1974 : 334), les phénomènes d'influence de l'entourage et de façon plus large l'*enculturation*, c'est-à-dire l'appropriation et l'assimilation de la culture de son groupe par l'homme. Et l'adulte n'y échappe pas plus, comme le souligne R. Maggiorri[146] :

---

[144] A. Tabouret-Keller, 1974, "Les incidences psychologiques de l'arbitraire du signe linguistique pendant la première période de son emploi par l'enfant", dans la revue *Bulletin d'Audiophonie*, n°6, 4ème année.
[145] C. Super et S. Harkness, 1986, "The developmental niche : a conceptualisation at the interface of society and individuel", dans la revue *International Journal of Behavioural Development*, n°9 (4), pp. 545-570.
[146] R. Maggiorri, 1980, "La rencontre d'autrui", dans *Philosopher*, ouvr. collectif, éd. Fayard / Presses Pocket, coll. "Agora".

« Comme l'enfant, l'adulte est pris dans un réseau de relations qui le situent et le définissent, immergé dans un complexe social qui lui fournit un langage, lui impose ou propose des codes, des droits, des valeurs morales, religieuses, esthétiques, politiques, etc. » (1980 : 87).

Le caractère décisif et constitutif des influences socioculturelles est tel que ces dernières participent, pour C. Camilleri et G. Vinsonneau[147], à l'effet d'unité et d'identité de l'individu, effet qui va pouvoir se manifester dans le *je* :

« En même temps qu'à l'affirmer distinct d'autrui, la dynamique identitaire porte chacun à se considérer comme "persistant" à travers la durée et la diversité des situations traversées. C'est une contrainte paradoxale d'avoir à maintenir notre unité dans la multiplicité et le changement (1996 : 23) » et plus loin : « En effet, le système culturel satisfait d'abord à la fonction ontologique [de l'individu] en lui fournissant une structure de sens et de valeurs préétablie qui lui procure son unité interne sans besoin de la construire lui-même [...] Ainsi, du fait de l'adoption de ce "moule" commun, les chances de conflit avec soi-même et les autres diminuent » (1996 : 24).

On peut parler ainsi, d'une manière générale d'une "matrice socioculturelle" dans laquelle la personnalité va s'inscrire, se fonder, en relation avec ce que G. H. Mead ou A. Kardiner appellent la « personnalité de base » pour désigner les profils que trace la culture d'un groupe sur l'individu. Dans un même ordre de remarques, certains auteurs ont développé les notions de rôles et modèles pour pointer l'inscription de soi.

La notion de "personnalité de base" ne doit pas laisser croire pour autant que tous les individus participent et s'inscrivent de la même manière dans les réseaux sociaux dès lors qu'il partagent une même culture. En effet, la participation d'un individu est fonction de la place que celui-ci occupe dans la structure sociale : son *statut*. Le statut ne désigne pas seulement une position hiérarchique sur l'échelle sociale ; il est pluriel et fonction du sexe, de l'âge, des relations de parenté, de la profession, etc. Il vaudrait mieux parler

[147] C. Camilleri et G. Vinsonneau, 1996, *Psychologie et culture ; concepts et méthodes*, éd. A. Colin.

des statuts d'un individu qui sont autant de positionnements face aux autres en fonction de leurs caractéristiques et du contexte.
Ces différents statuts vont, dans la société, amener l'individu à endosser certains *rôles* qui sont les comportements culturellement modélisés leur correspondant, les conduites attendues. Pour donner un exemple des plus évidents : le statut de mère entraîne certains comportements (rôle à tenir), tels que les soins à apporter à l'enfant, la prise en charge de l'éducation, la protection, l'affection...
Ces rôles sont déterminés par des *normes* et des *modèles* de conduite. J. Maisonneuve[148] reconnaît qu'il est assez difficile de distinguer les deux notions. Il propose cependant de considérer « *que le terme de modèle souligne d'avantage l'aspect de stéréotypie et d'apprentissage des comportements, celui de norme, son aspect de régularité et d'obligation chez les participants d'une même culture* » (1993 : 51-52). On peut alors considérer d'une manière générale que le modèle est un exemple à suivre, duquel s'influencer, alors que la norme détermine la normalité, la règle (si l'on reprend l'étymologie du terme) ; et il est vrai que tout modèle est en un sens normatif et toute norme propose des modèles à suivre. Mais on aurait tort de croire que *modèle* et *norme* sont uniquement conscients. Leur influence s'étend également « *à de grandes fonctions psychologiques : perception, mémoire, affectivité, sociabilité ;* [et] *de manière générale et dynamique* [...] *aux processus d'éducation, de socialisation, d'acculturation* » (1993 : 52).

C. Camilleri et G. Vinsonneau proposent à leur tour d'observer les "actions des cultures sur les fonctions et les aptitudes" :

- En premier lieu, il faut considérer la culture dans son action démarcatrice. En effet, celle-ci permet la mise en signe et le découpage de la réalité, proposant ainsi une certaine vision du monde que l'individu va prendre pour le monde tel qu'il est. Nos perceptions, par exemple, sont ainsi subordonnées à des schémas culturels qui sont corrélés par des observations "objectives" (la distinction des sexes par exemple) et des injonctions sans "légitimité impartiale" (certaines caractéristiques des différents

[148] J. Maisonneuve, 1993, *La psychologie sociale*, éd. Presses Universitaires de France, coll. "Que sais-je ?", 3ème édition.

genres). Les exemples sont pléthores pour ces dernières : les sept couleurs de l'arc-en-ciel que nous percevons alors que certains Améridiens n'en distinguent que trois ; notre unique mot pour désigner le poil du chameau alors que des tribus sahariennes disposent d'une quinzaine de signifiants ; les différentes connotations associées aux couleurs, etc. Avec Sapir et Whorf, nous apprenons que la langue travaille abondamment dans ce sens.

- La culture participe également à la mise en place d'un système de valeurs au sein duquel ce qui est déviant est considéré comme pathologique, anormal. Ainsi, un Français est surpris par une étudiante italienne qui le traite de fou parce qu'elle ne voit sous les signifiants 70, 80 et 90 qu'une suite d'opérations[149] mais qualifie de la même manière son ami hollandais qui prononce les unités avant les dizaines. C. Camilleri et G. Vinsonneau précisent que ces systèmes de valeurs sont très étendus : « *les valeurs, culturellement conditionnées, induisent une configuration déterminée d'expression et répression aux effets variés ; en particulier, elles structurent aussi l'inconscient* » (1996 : 36).

- On peut également considérer l'engendrement de comportements, de "conduites affectives" conditionnées par des modèles et des normes liés aux statuts et rôles des individus.

- L'influence de la culture se fait également sentir du côté des objectifs et des motivations du sujet, puisque ceux-ci sont ajustés aux valeurs prescrites par le groupe et sont initiateurs de comportements.

Parler d'un individu baignant dans une culture associée à un groupe peut poser problème : en effet, celui-ci participe toujours de plusieurs groupes, imbriqués, souvent partiellement confondus, et est donc soumis à l'influence de plusieurs cultures. Ces cultures, toutes différentes qu'elles puissent être, se doivent de former un tout en apparence homogène, sans contradiction flagrante, dans lequel l'individu pourra se repérer et dont il pourra reconnaître l'intégralité et l'intégrité.

Se proposant de cerner cette diversité, J. Maisonneuve (1993) distingue cinq types de groupes :

---

[149] 70 (60+10) ; 80 (4*20) ; 90 ((4*20)+10).

- les *sociétés globales*, qui sont organisées, réunissent un ensemble de groupes particuliers et qui, fondées historiquement, prennent la forme de nations ;

- les *groupements latents*, qui ne supposent pas la mise en présence des différents membres, reposent sur une communauté de situations et d'intérêts qui les distinguent d'autres groupements de la société globale. Il en va ainsi pour les classes sociales ou les catégories socioprofessionnelles ;

- les *collectivités organisées* peuvent être considérées comme des "groupements manifestes". Les membres n'appartiennent pas seulement à une classe mais sont aussi liés par une conception idéologique, de même qu'ils sont organisés. C'est le cas « *de très nombreux groupements d'ordre professionnel, politique, religieux, culturel (grandes entreprises, partis, syndicats, églises, etc.* » (1993 : 58) ;

- les *groupes restreints* qui sont caractérisés par la connaissance mutuelle des différents membres même si ceux-ci n'interagissent pas tous entre eux et de manière permanente (clubs de sport, habitants d'un petit village, etc.) ;

- les *groupes face-à-face* ont pour caractéristique l'interaction entre tous les membres qui se connaissent et se reconnaissent mutuellement. De fait, ces groupes ne peuvent excéder une douzaine de personnes.

Il va sans dire qu'une telle distinction ne doit pas conduire à la constitution de catégories étanches. Elle a l'avantage de pointer la pluralité des groupes et des cultures (et sous-cultures) auxquels et desquels un individu participe.

Cette pluralité aux influences conscientes et inconscientes, qui font que l'individu doit endosser au cours de la journée plusieurs rôles et statuts, ainsi que la relation constitutive à l'autre dans un jeu de *face to face* ("façade à façade" – pour traduire en collant au plus près à l'expression anglo-saxonne), conduisent à la conception d'un sujet au confluent de plusieurs personnages qui sont autant de conséquences de la tension entre la réalité sociale et les désirs de l'individu. Ici aussi, nous pouvons référer à J. Maisonneuve (1993) :

- Le personnage du rôle social (le *devoir-être*), lequel a à se conformer aux attentes de l'entourage et aux modèles collectifs. En effet, en fonction des positions et des places sociales que chacun occupe, il y a des conduites à respecter, des attentes à combler, des rôles que les statuts imposent. G. Gusdorf en dit :

> « Le personnage [du rôle social] n'est pas exactement l'individu que nous sommes, mais celui que nous voulons persuader aux autres que nous sommes – ou encore, celui que les autres veulent nous persuader que nous sommes [...]. Ces deux définitions se confondent pour nous constituer une façade sociale [...]. Nous nous voyons d'abord comme autrui nous voit et nous veut »[150].

- Le personnage comme idéal (le *vouloir-être*). Au confluent de la détermination sociale et du désir de chacun, apparaît l'idéal. On peut envisager ce personnage comme un ajustement consensuel des désirs et des modèles sociaux : il réalise ainsi sous couvert de bienséance sociale des élans narcissiques.

- Le personnage comme masque (le *paraître*). Nous nous trouvons encore une fois confronté à la dualité individu / société, et à l'ascendance du second terme sur le premier. Le personnage retrouve alors ici son étymon : le latin *personna,* qui signifiait "masque de théâtre" (et peut-être peut-on remonter le temps jusqu'à l'étrusque *phresu* : masque). Il s'agit d'une fonction dissimulatrice qui peut s'entendre doublement :

... dissimulation à soi-même, de ce que l'on est ou craint être (nous rencontrons le phénomène du refoulement exposé plus haut) ;

... dissimulation à autrui, dans un mouvement pharisaïque, en vue d'un gain tangible ou narcissique accordé par autrui. On se rend compte que l'on découvre dans ce paradigme du masque nombre de phénomènes subjectifs qui ne doivent pas être confondus. Nous avons déjà rencontré le problème que pose cette multitude de possibles lorsque nous nous demandions (en vain) si l'alcoolique n'avait pas conscience de certains phénomènes niés ou s'il essayait de les dissimuler à ses interlocuteurs.

---

[150] G. Gusdorf, *La découverte de soi,* PUF, cité par J. Maisonneuve, 1993, *La psychologie sociale,* PUF, coll. "Que sais-je?", (17ème édition), p. 36.

- Le personnage comme refuge et l'aliénation. Cette dernière considération de la fluctuation subjective veut souligner les conséquences d'une rigidité trop importante envers soi-même. J. Maisonneuve nous explique ainsi :

> « Le pharisien peut en venir au point où la préoccupation sociale cède le pas à une angoisse intime sur sa propre valeur [...] c'est lui qu'il doit convaincre pour trouver un équilibre : il va s'absorber dans son propre personnage avec une mentalité quasi *magique*, pour échapper à son angoisse ; dans certains cas, il peut devenir, au sens médical du terme un *aliéné* » (1993 : 39).

L'influence de la culture et des autres concerne le *soi*, la *personne*, le *je*. Nous pouvons, à grands traits, tracer les lignes de contact entre les approches que nous venons de présenter et notre problématique.
On peut tout d'abord considérer la matrice culturelle et sociale qui fait que nous vivons dans un monde de représentations organisées symboliquement. C'est souligner que nos perceptions, notre compréhension, notre interprétation du monde sont soumises à cette influence socioculturelle, mais également que les manières de concevoir l'individu et de se penser *soi* sont prédéterminées par elle. Autrement dit, la conscience de *soi* ne manque pas de subir ces influences socioculturelles et même : elle se constitue dans cette matrice et n'a de valeur qu'en rapport à celle-ci.
Cette influence est particulièrement remarquable au niveau de la *personne*, c'est-à-dire du *soi* dans une situation donnée. Cette *personne* est alors caractérisée par des places et des statuts, et doit agir en rapport à des normes et des modèles qui sont ceux de la culture des groupes desquels elle participe. Ces groupes, J. Maisonneuve le souligne, sont multiples et c'est dans un contexte d'interaction donné que l'un d'eux va s'imposer avant les autres. Cette *personne* se trouve alors être en tension (c'est ce que l'auteur appelle les "personnages") entre un "devoir-être" et un "vouloir-être", tension qui va déterminer un mode particulier de "paraître", c'est-à-dire le masque adopté dans la situation, présenté à autrui, un masque que le *je* est chargé de représenter dans le discours. Soulignons alors que de ce point de vue encore, le *je* peut paraître en concordance

avec la personne (on parlera de “sincérité”), ou en discordance dans les cas de mensonge ou de pudeur.

4. Du soi au je : altérités et masques

Au terme de ce premier chapitre, nous pouvons revenir, une dernière fois, sur les définitions que nous avons données aux termes *soi*, *personne* et *je*.
Le *soi* n'est pas de naissance, pas plus que le *je* est présent dès la parution des premiers mots faïsant auto-référence pour le locuteur. Ce *soi* est pris ici dans une acception des plus évidentes, comme conscience possible de soi, comme l'image que le Moi se destine à lui-même en conscience. C'est dire déjà que le *soi* est restrictif, comme son image dans le miroir ne peut contenir toutes les expériences et toutes les sensations de l'enfant qui la découvre, comme un individu n'a pas conscience de tout lui-même. Le *soi* est donc une partie de l'individu, une partie que le Moi a accepté de porter à connaissance. Comme on ne peut cerner d'une pensée tout ce qui est concevable de soi-même, comme nous nous actualisons différemment selon chaque situation, en *personne*, le *soi* ne peut-être ni exhaustif, ni saisit dans son ensemble.
Ce que nous pouvons appréhender, à un moment donné, de soi-même, c'est la *personne*, c'est-à-dire une position de soi face à quelqu'un d'autre, à un moment et dans un lieu donnés, dans un contexte particulier ; ou plus simplement ce qu'un individu peut se sentir être. Cette *personne* est à la fois consciente et préconsciente puisque l'individu adopte la position de sa *personne* sans en avoir forcément conscience mais peut, à tout moment, se représenter et ressentir quelque chose de cette *personne*. De ce point de vue, la *personne* est la partie tangible du *soi* de l'individu, ce *soi* n'étant qu'une abstraction destinée à accueillir la permanence dans les successions de *personne*.
Lorsqu'il parle de sa *personne* (de lui-même ou même sans cela, depuis sa position) le locuteur se désigne par le *je*. Dans cette perspective, le *je* est non seulement un pronom, un objet linguistique, mais aussi un objet psychologique renvoyant à l'image qu'il supporte, à la conception qui s'y articule dont il est le noyau, le moyeu. Cela, quand bien même l'autre le perçoit différemment, quand bien même la *personne* travestit son *je* en mentant ou par

pudeur, ou quand bien même encore la *personne* modifie, altère, adapte son *je*, voire "en change" au cours de l'interlocution. D'une manière générale, on peut écrire que le *je* est ce à quoi s'articule ce que le locuteur voudrait destiner de lui-même à l'allocutaire.
Si nous admettons que *soi*, *personne* et *je* sont préconscients et conscients, nous devons accepter qu'il y a toujours quelque chose qui leur échappe car ils ne sont pas seuls dans l'économie de la psyché.

Suivant Authier-Revuz, sur les sentiers de Bakhtine et de Lacan, nous avons vu comment l'individu était tramé d'altérité, foncièrement hétérogène en sa demeure. Pour ne prendre qu'un exemple, disant *je*, un individu emploie un mot que tous prononcent, qui peut actualiser, bon gré mal gré, ce que l'on a dit de lui, qui s'inscrit en manière de langage des autres, qui est porté par l'attente d'un "tu" posé en face ; un *je* qui est censé le représenter entier alors qu'il n'est qu'une part et que le reste est là, et pas sans influence. Et comme la *personne* se prend pour elle-même et se met en scène (de discours) sous le *je*, se voulant permanente dans le temps et l'instance, seule lumière d'elle-même malgré l'ombre des autres, elle inscrit dans le *je* toute sa congruence, son effet d'unité, d'identité unaire.
Et cela elle le fait à la face d'un autre qui est la condition spéculaire de la conscience de soi, en même temps qu'elle le cerne de toute son attente.
Et cela elle le fait dans un complexe socioculturel où la *personne* doit sauver sa face, sa place, son rôle, son rang…
Donc déjà la *personne* a à se conformer et se croire conforme. Et si ça ne suffit pas, son représentant *je* reste là comme marge de manœuvre, à la rendre présentable, d'apparence homogène dans tous les prédicats qui gravitent autour d'elle.
C'est dire que le travail de l'image du *je* dans le discours a un effet autoperlocutoire : il inscrit et trace dans l'univers des signes les contours et la définition de la *personne* et du *soi*, contours et définition auxquels l'individu s'identifie car sauf cas du mensonge et de la pudeur, la *personne* doit se prendre pour le *je*, unique et immuable. Et sauf cas de mensonge et sauf cas de pudeur : la marge de manœuvre pour évacuer ce qui contreviendrait à l'équilibre du

soi, à l'effet d'Un, en attendant le jour, la situation propice où peut-être le *je* va venir s'orner d'un prédicat permettant à la *personne* de s'offrir un peu plus à l'autre et à soi-même.

En guise de conclusion

Réunion des approches

Lorsque l'on parle, on ne pense que l'on est en train d'utiliser des catégories grammaticales, on ne pense pas aux combinaisons syntaxiques, etc. Lorsqu'il dit « je », le locuteur prononce un mot qui va le représenter dans le discours (une entité linguistique), mais il actualise, en pensée, quelque chose qui le représente lui-même, qui est lui-même (dans un complexe psychologique). Nous ne pouvons, nous intéressant au *je* (en italiques tel que nous l'avons écrit dans cet ouvrage), séparer le "je linguistique" d'un "je psychologique" autrement que par commodité et à condition de ne pas oublier, à un certain moment, de les réunir.

Il arrive à tout le monde, quelquefois, de s'écouter parler. Qui n'a pas, au cours d'un repas entre amis, senti l'auditoire intéressé par son discours au point de se mettre soi-même à l'écouter, à soigner son propos et la présentation de soi, d'un soi que l'on sent agréablement accueilli par autrui ? Il est facile de remarquer que dans ce cas, les formes personnelles et en premier lieu le "je", sont très souvent beaucoup plus fréquentes. Au contraire, si le locuteur perçoit que l'auditoire n'est pas d'accord, il aura tendance à emprunter à d'autres voix (dictons, locuteurs de référence...) pour donner plus de poids à son argumentaire, parfois même en marquant une distance avec ces autres voix (« certains disent que... »). L'anecdote est anodine mais elle pointe deux phénomènes essentiels :

- la possibilité que nous avons de nous prendre comme objet à observer (comme on s'écoute parler avec bonheur ou désolation). Alors, le locuteur se dédouble entre celui qui parle et celui qui se met en scène dans le discours, preuve que ce dernier n'est pas tout le sujet grâce à quoi ce détachement est possible ;
- la possibilité qu'offre la langue de s'inscrire ou au contraire de se retirer dans le discours (ce que, traditionnellement, on distingue avec les pôles subjectif et objectif de la communication).

Dans cet ouvrage, nous avons privilégié le *je*[151] comme représentant langagier de soi. Certes, d'autres termes nous permettent de nous désigner ou de nous faire désigner : nom, prénom, statut professionnel, familial, titre, etc. Mais le pronom est le plus riche et le plus complexe d'entre tous, peut-être même le plus intime bien qu'il soit le plus partagé. En effet, les autres appellatifs renvoient à des filiations, des fonctions, des statuts, des rôles... qui offrent à autrui une facette de nous-même (père, vendeur, supérieur hiérarchique, ami...) alors que le *je* est censé, potentiellement, tout contenir et tout représenter de soi[152].

Ce *je* nous représente donc dans l'énoncé. Nous nous y incarnons face à un autre à qui nous disons *tu* mais aussi par rapport au *tu* que nous dit l'autre. S'il nous représente dans l'énoncé, ce *je* se doit donc d'être présentable, convenable. En effet, les conventions et rituels font que nous cherchons à proposer une image de nous-même acceptable dans une culture et pour autrui (E. Goffman) ; et quand bien même dans mon discours *je* m'auto-déprécie, c'est-à-dire lorsqu'il y a une prédication dévalorisante du pronom, cette auto-dépréciation est encore un appel à autrui, un appel à la considération du *je* qui, même sous cette forme minorée, veut se rendre aimable d'une façon ou d'une autre. A l'ordinaire donc, le travail consiste à avoir une image de soi véhiculée par le *je* valorisée, un travail en fonction de la culture et des rituels sociaux, une image de soi tendue vers autrui et qui doit à ce dernier sa réponse spéculaire et avaliste. Cette dépendance à autrui est particulièrement remarquable : c'est elle qui fonde nombre de maladies mentales, qui font qu'un sujet adopte des positions instables, causes de souffrance, pour correspondre à un *tu* qui le dit dans la bouche d'êtres importants pour lui et qu'il finit parfois par prendre pour *je*, pour soi.

Si le *je* est déterminé par autrui, conditionné culturellement, il n'est pas pour autant ressenti comme extérieur. Au contraire, il est le

---

[151] Le *je* comme instance pronominale prototype de la première personne, entraînant les autres formes pronominales compléments.

[152] D'ailleurs, ces formes ne se passent que très peu du *je* : "*je suis ton ami*", "*je suis barman*", "*bonjour, je m'appelle Untel*"...

lieu où l'on s'identifie à soi-même de manière circonstancielle. Nous avons vu comment cette identification s'opérait dans l'ontogenèse et l'effet d'Un, d'homogénéité, que le pronom prend à sa charge.
En effet, le *je* est l'expression d'une identité circonstancielle, en situation, à un moment donné, en un lieu donné, face à une personne donnée, et avec tout ce que cette situation peut comporter de contraintes socioculturelles. Cette identité circonstancielle est une actualisation de la *personne*, c'est-à-dire de ce que l'on récupère de soi dans la circonstance[153]. Le *je* est ainsi une actualisation possible de la *personne* (ce que le sujet veut bien dire de celle-ci) et l'éventail des personnes constituent le *soi* qui est l'ensemble potentiel de ce que le Moi peut destiner à lui-même en conscience.
Le *je* étant ce que le *soi* destine et montre à autrui, sa trace énoncée, il est, si la personne ne ment pas et n'a pas de retenue pudique, l'expression de l'identité du sujet, d'une certaine identification à soi-même.

Comment se dire, alors, dans le discours ?
Si le sujet ne peut se dire n'importe comment en raison du rituel, du regard de l'autre et de son organisation psychologique, il faut bien que le langage en porte trace.

i. Nous avons vu avec les énallages et les extensions au pluriel (que nous regroupons sous le syntagme « masques pronominaux ») qu'un locuteur peut se désigner non seulement avec le pronom "je", mais également avec n'importe quel pronom personnel, en opérant des *extensions* et / ou des *détournements* négatifs ou positifs qui permettent différents degrés de présence de l'instance énonciatrice dans le discours et des utilisations stratégiques de ces masques. Il s'agit là d'une première opération qui consiste en un *choix paradigmatique,* de l'ordre de l'inscription métaphorique dans le langage.

---

[153] A. Séchéhaye souligne qu'il faut se prendre pour la circonstance, devenir cet objet qui se prend pour sujet : « *Le sujet, qui remplace la circonstance, se fait circonstance, c'est-à-dire quelque chose d'objectif et de contingent* » (1950 : 35). Se prendre pour la circonstance reviendrait alors à croire que le sujet n'est pas dépendant de celle-ci, qu'il est premier et permanent : on retrouve l'effet d'identité évoqué dans la seconde partie.

ii. La prédication (qui, même si elle ne concerne pas forcément le pronom, dit toujours quelque chose de celui-ci comme il y a toujours une image de soi en jeu) place le *choix* dans un *enchaînement syntagmatique*.
Ainsi, si l'alcoolique ne peut dire « je suis alcoolique » ou si Damien ne peut énoncer « je suis bisexuel (ou homosexuel) », l'un ou l'autre peut toujours commencer par modifier le choix (employer un "il" ou un "tu") ou l'enchaînement (« je suis alcoolique comme tout le monde... et pas rond » ou « j'ai fait l'amour avec un homme... mais j'aime plus le corps de la femme »). L'ordre n'est pas anodin : c'est en fonction du choix que l'on va pouvoir accorder certains prédicats, enchaîner. Les enchaînements vont permettre dans un second temps de modifier le choix (comme Damien, après avoir pris des précautions et s'être assuré de l'écoute bienveillante de son auditeur, va pouvoir "passer à l'aveu" jusqu'alors non dicible).
A priori, certaines associations entre choix et enchaînement sont, dans la situation d'énonciation, impossibles pour le sujet. Cette impossibilité peut tenir à plusieurs raisons : refoulement (registre de l'indicible car inconscient), pudeur ou mensonge (caché consciemment au regard de normes socioculturelles, en protection narcissique), etc. Il faut alors un travail pour permettre leur réunion et l'expression sincère et réelle[154].

Le "je" désigne, dans l'énoncé, celui qui parle. La formule traditionnelle demande alors à être nuancée sur de nombreux points.
Le pronom de la première personne n'est pas le seul à référer au locuteur : nous l'avons vu, les deuxième et troisième personnes peuvent remplir elles aussi cette fonction.
Le *je* désigne ce que le locuteur veut bien dire de lui-même : il convient de garder à l'esprit le premier filtre rencontré qui est celui du "vouloir communiquer[155]" où apparaît l'incertitude avec la dissimulation, le mensonge, la pudeur...

[154] Les alcoologues savent le travail qu'il a fallu à leurs patients pour pouvoir dire, un jour, en entrant chez les Alcooliques Anonymes : « Bonjour, je m'appelle X et je suis malade alcoolique ».
[155] Bien entendu, quelque chose d'autre peut être entendu par-delà cette volonté ; cette volonté peut aussi ne pas être exprimée, entendue...

Encore, le "je" met en discours ce que le sujet parlant peut désigner de lui-même :

- en situation, c'est-à-dire sa *personne* face à une autre, dans des circonstances restreignant cette personne, dans une certaine posture, d'une certaine place...
- ce dont il peut avoir conscience, c'est-à-dire au départ cette conscience de *soi* par le Moi.

De plus, d'autres phénomènes que le *je* nous renvoient au sujet parlant. Parmi ceux-ci, nous nous sommes attaché :

- aux masques pronominaux qui permettent de parler de soi sous couvert ;
- à l'hétérogène qui échappe et apparaît, par exemple, dans le lapsus, cet « envers du discours » pour reprendre l'expression de C. Clément.

Le *je* navigue entre les deux en prend position face à l'*ego*, l'*alter* et l'*aliud* (cf. 1ère partie, 4ème chapitre).

Ce *je* est alors circonstanciel, une "face" / façade montrée de la personne s'offrant aux autres, dans les rets d'une culture et des complexes sociaux avec leurs rituels ; et il trouve son écho (accepté ou refusé) dans le *tu* qui lui revient et par rapport auquel il se situe. Cette situation à la fois position et circonscription du *je* vient alors laisser trace dans le *soi*. Entre les deux : une dialectique continue déterminant la conduite et l'image de *soi* présentée, par-delà le réel.

Un *je*, alors, *signifiant interrupteur*, qui rompt la continuité hétérogène au profit d'une limitation circonstancielle et déclenche un processus d'identification à soi-même tout fait d'inclusions et d'exclusions.

Bibliographie

- Alonso-Fernandez F., 1987, *La dépendance alcoolique*, éd. PUF.

- Amossy R. et alii, 1999, *Images de soi dans le discours. La construction de l'ethos*, éd. Delachaux et Niestlé.

- Anzieu A., 1989, "De la chair au verbe : mutisme et bégaiement", dans *Psychanalyse et langage, du corps à la parole,* ouvr. coll. sous la direction de D. Anzieu, éd. Bordas. (éd. originale : 1977).

- Atlani F., 1984, "On l'illusionniste", dans *La langue au ras du texte,* ouvr. coll. sous la direction de A. Grésillon et J.-L. Lebrave, éd. Presses Universitaires de Lille.

- Arrivé M., Gadet F. et Galmiche M., 1996, *La grammaire d'aujourd'hui ; guide alphabétique de linguistique française*, Flammarion.

- Authier-Revuz J., 1982, "Hétérogénéité montrée et hétérogénéité constitutive : éléments pour une approche de l'autre dans le discours", dans la revue *DRLAV, revue de linguistique*, n°26 intitulé "Parole multiple ; aspect rhétorique, logique, énonciatif et dialogique".

- Barthes R., 1975, interview dans *Le magazine littéraire*, n°97, février.

- Béaud L., 1998, "Les emplois non prototypiques des références personnelles dans les interactions mono-locutives", dans les *Actes du colloque LIDILEM / Université Grenoble III*, éd. Presses Universitaires Grenoble 3.

- Benveniste E., 1966, *Problèmes de linguistique générale 1,* Gallimard, coll. "tel".

- Benveniste E., 1974, *Problèmes de linguistique générale 2,* éd. Gallimard, coll. "tel".

- Bologne J. -C., 1986, *Histoire de la pudeur*, éd. Orban

- Bouguerra T., 1999, "L'autre je(u) du on", dans *L'autre en discours,* ouvr. coll., éd. Presses Universitaires Montpellier III.

- Boysson-Bardies B. de, 1996, *Comment la parole vient aux enfants*, éd. Odile Jacob.

- Bres J., 1999, "Entendre des voix : de quelques marqueurs dialogiques en français", dans *L'autre en discours*, ouvr. coll., éd. Presses Universitaires Montpellier III.

- Bres J., 1999, "Vous les entendez ? De quelques marqueurs dialogiques", dans *Modèles linguistiques XX*, 2.

- Brown P. et Levinson S., 1987, *Politeness*, éd. Université de Cambridge.

- Buber M., 1969, *Je et tu*, éd. Aubier.

- Castoriadis-Aulagnier P., 1997, "L'activité de représentation. Le processus originaire et le pictogramme", dans *Pulsions, Représentations, Langage*, ouvrage collectif dirigé par A. Green, éd. Delachaux et Niestlé (Lausanne).

- Camilleri C. et Vinsonneau G., 1996, *Psychologie et culture ; concepts et méthodes*, éd. A. Colin.

- Charbonneau C., 1993 : "Esquisse d'une typologie psychiatrique des récits", dans Q. Debray, B. Pachoud et alii, *Le récit. Aspects philosophiques, cognitifs et psychopathologiques*, éd. Masson.

- Cherdon C., Denyer-Chantrenne M., 1991, *Guide du verbe français*, éd. De Bœck / Duculot.

- Clément C., 1973, *Le pouvoir des mots*, éd. Mame.

- Coïaniz A., 1978, "Les masques de la personne", dans *Langage, subjectivité, didactique.* Actes du colloque de Lisbonne, 8-10 mai.

- Coïaniz A., 1996, *Communication et conflits d'interprétation*, éd. Presses Universitaires Montpellier III, coll. "Langages et cultures".

- Cyrulnik B., 2001, *Les vilains petits canards,* éd. Odile Jacob / Livre du mois.

- Cyrulnik B., 2002, *Un merveilleux malheur,* éd. Odile Jacob poches.

- Debray Q., Pachoud B. et alii, 1993, *Le récit. Aspects philosophiques, cognitifs et psychopathologiques*, éd. Masson.

- Descombes V., 1977, *L'inconscient malgré lui*, éd. de Minuit, coll. "critiques".

- Dolto F., 1984, *L'image inconsciente du corps*, éd. Seuil.

- Dubois J., 1965, *Grammaire structurale du français : nom et pronom*, éd. Larousse.

- Dubois J. et Lagane R., 1973, *La nouvelle grammaire du français*, éd. Larousse.
- Dubois J., Giacomo M., Guespin L., Marcellesi C., Marcellesi J.-B., Mével, J.-P., 1994, *Dictionnaire de linguistique et des sciences du langage*, éd. Larousse, coll. "Trésors du français".
- Ducrot O., 1984, *Le dire et le dit*, éd. de Minuit.
- Epstein J. et Migret C., 1987, "Le bébé et son environnement, échanges et interactions", dans la revue *Le journal du psychologue*, numéro hors-série intitulé *Communications*.
- Fénichel O., 1978, "Une somme", dans *L'identification ; l'autre, c'est moi*, recueil de textes, éd. Tchou, coll. "Les grandes découvertes de la psychanalyse".
- Flahault F., 1978, *La parole intermédiaire*, éd. Seuil.
- Fouquet P., 1950, "Le syndrome alcoolique", dans la revue *Etudes anti-alcooliques*, n°15.
- Freud S., 1946, " Triebe und Triebschickale", dans la revue *Imago*, Londres. Traduction française : 1996, "Pulsion et destin des pulsions", dans *Métapsychologie*, éd. Folio.
- Freud S., 1967, *L'interprétation des rêves*, éd. PUF.
- Goffman E., 1973, *La mise en scène de la vie quotidienne*, éd. de Minuit (2 volumes : 1. La présentation de soi ; 2. Les relations en public).
- Grevisse M., Goosse A., 1990, *Nouvelle grammaire française*, deuxième édition, éd. Duculot.
- Hegel G. W. H., 1939, *La phénoménologie de l'esprit*, éd. Aubier-Montaigne.
- Hess A., 1981, *Les analystes parlent*, éd. Belfond.
- Jellinek E. M., 1960, *The disease concept of alcoholism*, éd. Hillhouse Press, New-Haven.
- Kerbrat-Orecchioni C., 1997, *L'énonciation*, éd. Armand Colin.
- Kerbrat-Orecchioni C., 1996, *La conversation*, éd. Seuil, coll. "LS".
- Knæbel G. M. J., 1995, "Parler de soi", dans la revue *Informations sociales*, n°47.
- Kohut H., 1991, *Le soi*, éd. PUF.
- Lacan J., 1966, *Ecrits I*, éd. Points / Seuil.
- Lacan J., 1973, *Ecrits XI*, éd. Seuil.

- Ladmiral J. R. et Lipianski M., 1989, *La communication interculturelle*, éd. A. Colin.
- Laing R., 1971, *Soi et les autres,* éd. Gallimard, éd. originale en langue anglaise : 1964.
- Laplanche J. et Pontalis J. -B., 1967, *Vocabulaire de la psychanalyse*, éd. PUF.
- Legrand M., 1997, *Le sujet alcoolique, essai de psychologie dramatique,* éd. Desclée de Brouwer, coll. "re-connaissance".
- Liaudet J. -C., 1998, *Dolto expliquée aux parents*, éd. l'Archipel.
- Maggiori R., 1980, "La rencontre d'autrui", dans *Philosopher*, ouvr. collectif, éd. Fayard / Presses Pocket.
- Magnien M., 1992, "Entre grammaire et rhétorique : l'ellipse dans quelques traités de la Renaissance", dans *Ellipses, Blancs, Silences*, Actes du colloque du Cicada réunis par Bertrand Rougé, éd. Presses de l'Université de Pau.
- Maingueneau D., 1976, *Initiation aux méthodes de l'analyse du discours,* éd. Hachette université.
- Maisonneuve J., 1966, *Psychosociologie des affinités*, éd. PUF.
- Maisonneuve J., 1993, *La psychologie sociale*, éd. PUF, coll. "Que sais-je ?", 3ème édition.
- Mead G. H., 1963, *L'Esprit, le Soi et la Société*, éd. PUF.
- Morenon J. et M., 1996, "Histoire naturelle de la pudeur", dans la revue *Synapse*, n°129.
- Morenon J. et Péréa F., 2002, "L'alcoolique au comptoir. Etude sur le comportement verbal spontané des buveurs", dans la revue *Synapse*, n°190.
- Morenon J. et M., 2003, "Effet séparateur du langage : les déformations pudiques", dans la revue *Traverses*, n°5, éd. Presses Universitaires Montpellier III.
- Mucchielli A., 1995, *Psychologie de la communication,* éd. Puf, coll. "Le psychologue".
- Pêcheux M., 1969, *Analyse automatique du discours*, éd. Dunod.
- Péréa F., 2001, "L'alcoolisme sous silence ; approche linguistique du déni de l'alcoolique", dans la revue *Alcoologie et addictologie*, n°24.

- Péréa F., 2002, *Paroles d'alcooliques ; discours, interaction, subjectivité*, éd. L'Harmattan, coll. "Langue et parole".
- Péréa F., 2003, "Les négations pudiques", dans *Actes du Colloque Coljec* (juin 2002), Presses Universitaires Montpellier III.
- Péréa F., 2003, "Les masques de la personne", dans la revue *Traverses*, n°5, Presses Universitaires Montpellier III.
- Péréa F. et Morenon J., 2003, "*Je* n'est pas alcoolique", dans la revue *Synapse*, n°193.
- Picoche J., 1992, *Dictionnaire étymologique du français*, éd. Robert.
- Prieur J.-M., 1996, *Le vent traversier*, Presses Universitaires Montpellier III.
- Ricœur P., 1983 (t.1), 1984 (t.2), 1985 (t.3), *Temps et récit*, éd. Seuil.
- Ricœur P., 1990, *Soi-même comme un autre*, éd. Point / Seuil, coll. "Essais".
- Roudinesco E. et Plon M., 1997, *Dictionnaire de la psychanalyse*, éd. Fayard.
- Sartre J. -P., 1943, *L'être et le néant*, éd. Gallimard.
- Sausse S., 1998, *Le miroir brisé*, éd. Calmann-Lévy.
- Sécheyage A., 1950, *Essai sur la structure logique de la phrase*, éd. Champion.
- Super C. et Harkness S., 1986, "The developmental niche : a conceptualisation at the interface of society and individual", dans la revue *International Journal of Behavioural Development*, n°9 (4).
- Tabouret-Keller A., 1974, "Les incidences psychologiques de l'arbitraire du signe pendant la première période de son emploi par l'enfant", dans la revue *Bulletin d'Audiophonie*, n°6, 4ème année.
- Veron E., 1970, "L'analogique et le contigu", dans la revue *Communications*, n°15.
- Vion R., 1992, *La communication verbale, analyse des interactions*, éd. Hachette, coll. "HU / Communication".
- Wallon H., 1931, "Comment se développe chez l'enfant la notion de corps propre", dans la revue *Journal de psychologie*, n° novembre-décembre.

- Wallon H., 1932, "La conscience de soi : ses degrés et ses mécanismes de 3 mois à 3 ans", dans la revue *Journal de Psychologie Normale et Pathologique*, n°29.

- Winnicott D. W., 1960, *Processus de maturation chez l'enfant*, éd. Payot.

- Winnicott D. W., 1974, "Le rôle de miroir de la mère et de la famille dans le développement de l'enfant", dans la revue *Nouvelle revue de psychanalyse*, n°10, éd. Gallimard.

Table des matières